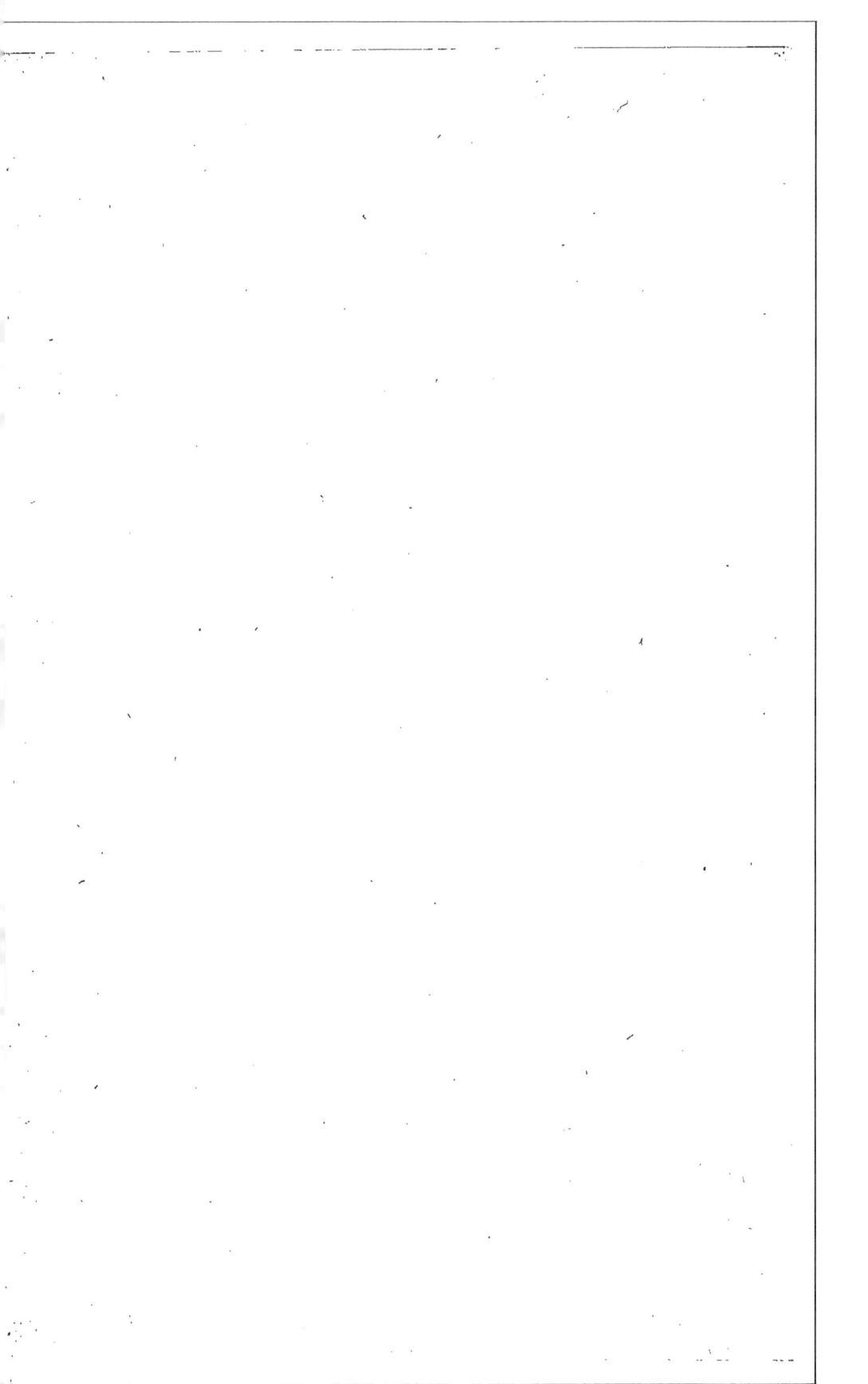

$T_c \, {}^{49}_{21}$

RAPPORT

SUR

L'ÉPIDÉMIE CHOLÉRIQUE

DE L'ANNÉE 1849

DANS LE DÉPARTEMENT

de la

GIRONDE.

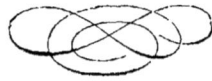

RAPPORT

FAIT AU

CONSEIL CENTRAL D'HYGIÈNE

ET DE SALUBRITÉ PUBLIQUE

DU DÉPARTEMENT DE LA GIRONDE,

SUR

L'ÉPIDÉMIE CHOLÉRIQUE

Qui a régné dans ce département pendant l'année 1849,

PAR

LE DOCTEUR Ch. LEVIEUX,

Secrétaire du Conseil.

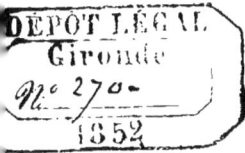

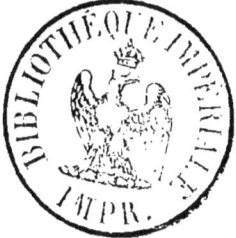

BORDEAUX

IMPRIMERIE RAGOT, RUE DE LA BOURSE, 11

—

1852

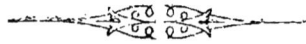

RAPPORT

SUR

L'ÉPIDÉMIE CHOLÉRIQUE

DE L'ANNÉE 1849

DANS LE DÉPARTEMENT DE LA GIRONDE (1)

———————

MESSIEURS,

Le 5 Juillet de l'année 1850, M. le Préfet de la Gironde
vous transmit une circulaire du Ministre de l'agriculture
et du commerce, par laquelle vous étiez invités à procéder
dans le plus bref délai possible, à une enquête sur la marche et les effets du choléra dans le département. Cette lettre était accompagnée d'une instruction du Comité consultatif d'hygiène publique, destinée à faire comprendre
l'importance de l'enquête, et d'un programme de questions
à chacune desquelles correspondait un certain nombre de
tableaux, dont le dépouillement devait, à un jour donné,
fournir l'histoire complète du choléra en France.

Ce jour est arrivé : trois membres de l'Académie de médecine et trois membres du Comité consultatif d'hygiène
publique viennent d'être désignés pour procéder à ce dé-

(1) Membres de la Commission : MM. les Docteurs Soulé, *vice-président* ; Caussade, Bonnefin ; Levieux, *rapporteur.*

pouillement, où le département de la Gironde n'occuperait pas la place qui lui est dûe, si nous ne nous empressions d'adresser à M. le Préfet, pour qu'il les transmette au Ministre, les renseignements que nous avons pu recueillir.

De ce trop long retard, Messieurs, il ne faut accuser ni votre Commission, ni son rapporteur, ni l'administration départementale qui nous a constamment prêté son aide et son appui. Tous se sont immédiatement mis à l'œuvre. Une série de questions furent adressées sous forme de circulaire et avec la signature de M. le Préfet de la Gironde, à MM. les Médecins de la ville de Bordeaux, aux médecins des communes de tous les arrondissements, aux sous-préfets, aux maires, aux administrateurs des hospices; mais les réponses que nous avons obtenues des uns et des autres furent pour la plupart si évasives, si incomplètes, si dépourvues d'intérêt et surtout d'exactitude, (1) que le découragement, il faut l'avouer, s'empara de nous, et que déplorant, une fois de plus, l'absence de toute organisation des Conseils d'arrondissements et des Commissions cantonales qui, seuls, pouvaient nous aider efficacement dans ce travail d'ensemble, nous avons longtemps reculé devant une tâche très-difficile par elle-même, et rendue même presque impossible par le défaut de notes ou de renseignements officiels.

Cependant, Messieurs, comme il serait très-regrettable que le Conseil d'hygiène de la Gironde restât complètement étranger à la grande œuvre qui s'élabore sur un aussi important sujet, j'ai pensé que s'il n'était pas en notre pouvoir de répondre à toutes les questions du programme, vous n'en accueilleriez pas moins avec votre bienveillance ordinaire un travail dont je ne dois les éléments qu'à des

(1) Il faut en excepter la Commission des hospices dont les renseignements furent exacts, précis et très-circonstanciés.

recherches particulières et à l'obligeance de quelques-uns de nos confrères, au nombre desquels je vous signalerai particulièrement MM. les docteurs Burguet, ex-vice-président du Conseil d'hygiène, Marchand, ex-médecin des épidémies du département de la Gironde ; Bazin, médecin en chef de l'hospice des aliénées, Rollet, médecin principal de l'hôpital militaire ; Bouché de Vitray et Astès, médecins chargés de la constatation des décès par l'administration municipale de la ville de Bordeaux ; M. le docteur Bonnet, professeur de pathologie interne à l'école secondaire de médecine ; M. le docteur Hameau, médecin à La Teste, cet homme de bien et ce savant modeste dont nous avons eu dernièrement à déplorer la perte ; enfin MM. Sémiac, médecin à Audenge, et Daney, médecin à Gujan. Je suis heureux de pouvoir désigner leurs noms à la reconnaissance du Conseil.

Deux fois dans une période de vingt années le choléra s'est manifesté épidémiquement dans le département de la Gironde, où il a sévi, nous devons le reconnaître, avec une intensité beaucoup moindre que dans la plupart des autres contrées de la France. Que ce résultat puisse être attribué à la nature du sol, à la situation géographique, aux conditions météorologiques, au genre de vie des habitants, à leurs coutumes, à l'aisance plus grande des populations, ou à l'hygiène générale du département, il ne faut pas moins le constater comme un fait très-important, très-heureux, et surtout très-susceptible de nous encourager, nous, chargés d'étudier tout ce qui intéresse l'hygiène publique, à redoubler d'efforts et de persévérance, pour ne pas laisser nos populations compromettre par leur faute les heureuses conditions hygiéniques dans lesquelles elles se trouvent placées.

Et d'abord, Messieurs, un mot sur l'épidémie de 1832.

L'irruption inattendue du choléra-morbus à Paris, vers la fin du mois de Mars 1832, fit craindre qu'il ne se déclarât bientôt parmi nous. Des commissions furent nommées au sein de la Société de médecine et du Conseil de salubrité pour rechercher les moyens, sinon de prévenir l'invasion du fléau, au moins d'en atténuer autant que possible les effets désastreux. Elles appelèrent l'attention de l'autorité sur tous les quartiers qui présentaient des causes d'insalubrité, et demandèrent l'organisation immédiate d'une police sanitaire, sous la surveillance de laquelle les bâtiments publics et les habitations malsaines des pauvres subirent d'importantes modifications hygiéniques. Le balayage des rues, l'arrosement des places et des cours, ainsi que l'enlèvement de tous les dépôts de boues et d'immondices s'opérèrent ponctuellement, et rien n'avait été négligé pour l'assainissement complet de la ville, quand le 4 Août 1832, par une chaleur sèche, assez élevée dans le milieu du jour, mais tempérée la nuit par une fraîcheur sensible et par le vent d'Est, le choléra-morbus éclata dans la ville de Bordeaux. — Un batelier qui s'était couché dans son bateau, exposé à l'air frais, après un repas copieux, fut pris de la maladie pendant la nuit. Le matin, de bonne heure, il se traîna avec peine à l'hôpital Saint-André, où deux salles de quarante lits chacune avaient été affectées au service des cholériques, et il y mourut dans la journée.

Les jours suivants, plusieurs personnes en furent atteintes, et dans la première semaine, une vingtaine de cholériques avaient été portés, soit directement à l'hôpital Saint-André, soit dans les maisons de secours ou hôpitaux temporaires qui avaient été pourvus des objets nécessaires pour remplir les indications les plus urgentes et pour donner les premiers soins aux cholériques. Ces malades habitaient divers quartiers; ils n'avaient eu entre eux aucune

communication. Leurs occupations, ainsi que leur genre
de vie, étaient différentes et rien n'expliquait cette fàcheuse
préférence, si ce n'est l'état de misère de la plupart d'entre eux. Le nombre des cas de choléra s'accrut ainsi de jour
en jour jusqu'à la fin de la quatrième semaine , où on
comptait à l'état-civil 71 déclarations. Puis, il parut rester
stationnaire pendant le mois de Septembre , et le décrois-
sement de l'épidémie fut si rapide dans le courant d'Octobre, que vers la fin de ce mois on n'observait déjà plus
que quelques cas isolés et même douteux. Il est important
de noter que les faubourgs furent presque seuls atteints, et
que ceux de Terres de Bordes, de Saint-Nicolas-de-Gra-
ves, de Saint-Seurin et de Bacalan furent de beaucoup les
plus maltraités. — Le même fait s'étant reproduit en 1849,
je réserve pour plus tard les réflexions auxquelles ce rapprochement doit donner lieu.

Le programme d'enquête qui vous a été adressé demande, pour l'épidémie de 1832 comme pour celle de 49,
le résumé , jour par jour, des observations météorologiques. Je regrette, Messieurs, de n'avoir pu me les procu-
rer, mais on peut affirmer que l'état de l'atmosphère fut
parfaitement sain pendant toute la durée de l'épidémie,
que le ciel fut presque constamment très-pur, que la chaleur ne fut pas excessive , et qu'on ne fut pas fatigué par
les vents d'Ouest qui amènent chaque année des pluies très-
abondantes vers l'équinoxe. — L'épidémie cholérique de
1832, dans la Gironde , a donc duré trois mois. Pendant
cette période on compte 395 cas de choléra, sur lesquels 282
décès, ce qui porterait la mortalité à près des trois-quarts
des malades, proportion infiniment plus forte, comme on
le verra tout-à-l'heure, que dans l'épidémie de 1849. Mais
ce calcul ne doit pas être exact, et tout porte à croire que
s'il y a eu des erreurs sur les individus morts, il y en a eu

bien plus encore sur ceux qui ont guéri et dont le nombre
n'a pu être jugé qu'approximativement. — Dans les deux
hôpitaux temporaires il n'y a eu que 11 malades; 5 dans
celui des Chartrons, dont 1 guéri, et 6 dans celui de la rue
Saint-Charles, dont 4 morts. Dans les salles de l'hôpital
Saint-André on en a reçu 93; il en est mort 74. A l'Hospice des Vieillards, sur 11 pensionnaires atteints, tous sont
morts; enfin, quelques cholériques en très-petit nombre,
ont été observés à Cénon-La-Bastide, à Lormont, à Bas-
sens, à Eysines, à Martillac et à Caudéran. Dans le reste
du département, on n'a pas noté un seul cas de cette affection. — Il résulte de ces détails que le choléra de 1832
n'a fait qu'un fort petit nombre de victimes dans la ville de
Bordeaux, relativement à sa population qui s'élevait alors
à 120,203 habitants; mais cette étrange et terrible maladie y a donné un mémorable exemple de ses inexplicables
caprices. Le fléau semblait avoir cessé; déjà les craintes
étaient dissipées, lorsque tout-à-coup, le 19 Décembre de
la même année, il reparut plus désastreux et tomba comme
la foudre sur le Dépôt de Mendicité où, en douze jours,
sur 104 pauvres atteints, 62 furent enlevés. — Ce furent
ses dernières victimes, et il disparut aussi subitement qu'il
était revenu. — Peu de temps après, c'est-à-dire dans les
premiers jours de Janvier 1833, la grippe se manifesta et
sévit épidémiquement pendant près de trois mois consécu-
tifs sur toute la population de Bordeaux et des environs.
Meurtrière chez les vieillards, elle le fut beaucoup moins
chez l'adulte, mais elle frappait indistinctement tout le
monde, et se présentait comme complication sérieuse dans
presque toutes les maladies.

Depuis cette époque, la grippe reparaît presque chaque
année, vers la fin de l'automne ou au commencement de
l'hiver; quant au choléra, il ne s'est pas passé un seul été

sans qu'on en ait observé plusieurs cas isolés ou *sporadiques* ordinairement moins graves qu'en temps d'épidémie, mais dont quelques-uns, cependant, sont, en quelques heures, suivis de la mort.

Nous arrivons, Messieurs, au principal objet de ce travail ; l'épidémie cholérique de 1849.

Dès le commencement du printemps, on put remarquer la gravité que prenaient presque toutes les maladies, mais surtout la fréquence des affections du tube digestif, qui, sous l'influence des premières chaleurs, s'accompagnèrent de complications insolites et surtout d'une prostration complète des forces. Jusque-là, cependant, on n'avait reconnu dans ces affections que de simples embarras gastriques ou des cholérines plus ou moins rebelles ; mais les médecins veillaient attentivement car ils avaient tout lieu de craindre que cette maladie, qui sévissait sur presque toute la population, ne fût le funeste avant coureur d'une affection plus terrible qui régnait déjà dans d'autres contrées.

Ces craintes étaient, du reste, d'autant mieux fondées, que, dans les premiers jours du mois de mai, on avait porté à l'hôpital Saint-André deux jeunes marins atteints du choléra. Le premier de ces jeunes gens ayant échappé aux graves accidents de la période algide était mort d'une fièvre typhoïde après vingt-un jours de maladie. Le second n'avait survécu que peu de jours à l'invasion du choléra.

Toutes précautions avaient été prises pour ne pas éveiller prématurément l'alarme parmi nos concitoyens ; mais le 15 juin, c'est-à-dire un mois et demi après, deux hommes, jeunes aussi, l'un porteur d'eau, l'autre vacher, habitant, au bord du marais des Chartrons, la même maison, la même chambre et partageant le même lit, avaient été pris, à quelques heures d'intervalle, du vomissement et de la diarrhée caractéristiques. Portés tous deux à l'hô-

pital, ils y moururent la nuit suivante, offrant tous les
symptômes de la période asphyxique.

Dès ce moment, Messieurs, vous vous empressâtes de
présenter à M. le Préfet un rapport, qui fait partie du premier volume de votre collection (1), dans lequel, après
avoir indiqué à l'autorité les mesures à prendre contre
l'épidémie qui menaçait d'envahir le département, vous
adressâtes aux populations des conseils qui furent impri-
més dans tous les journaux de la ville et affichés aux por-
tes des églises de toutes les communes rurales. Enfin, il ne
se passait pas un jour sans que vous ne visitassiez quelque établissement insalubre, et sans que vous ne vous ren-
dissiez dans les faubourgs les plus pauvres et les plus mal-
sains de la ville, pour réclamer en leur faveur des mesures
urgentes d'hygiène et de salubrité publique.

De son côté, la municipalité, sous l'inspiration d'une
commission spéciale, prenait les mesures les plus propres
à arrêter les progrès du mal. C'est ainsi qu'un arrêté de
M. le Maire prescrivit le balayage journalier des rues, des
places et des marchés, l'enlèvement quotidien des immondices, le blanchissage à la chaux vive de tous les établissements publics et des habitations malsaines, le lavage à
grande eau de toutes les bouches d'égoût, l'inspection
fréquente des lieux publics, cafés, hôtels garnis, auber-
ges, etc., etc, de manière à s'assurer que la propreté la
plus grande y était constamment maintenue.

En outre de ces sages précautions, on dut en prendre
quelques autres pour le traitement des cholériques, aussi-
tôt qu'il s'en présenterait. Dans ce but, les huit bureaux
de charité de la ville furent transformés en ambulances ou

(1) Travaux du Conseil d'hygiène publique de la Gironde, année
1841, page 375.

maisons de secours. Un personnel médical, composé de tous les médecins, officiers de santé ou pharmaciens de l'arrondissement, y fut attaché ; les heures de service furent réglées et chaque maison fut munie des médicaments les plus urgents, en même temps que de matelas, brancards et chaises à porteurs pour la translation des malades, dans les hôpitaux et hospices où des salles spéciales étaient exclusivement réservées aux cholériques.

Mais déjà les rues les plus voisines des marais des Chartrons comptaient plusieurs cholériques, et chaque jour de nouveaux cas étaient observés, soit à l'hôpital Saint-André, soit à la clientèle civile et sur divers points de Bordeaux. Cependant la progression de l'épidémie était encore assez lente et elle n'acquit un véritable et sérieux développement que lorsque, sautant brusquement du nord au sud de la ville, elle vint s'abattre sur le quartier Saint-Nicolas, sur le Saujon et un peu plus tard sur l'Asile des Aliénées qui se trouve placé précisément au point de jonction des quartiers Sainte-Croix et Saint-Nicolas.

Cette épidémie, au moins pour la ville de Bordeaux, doit être partagée en deux périodes parfaitement distinctes, dont il est indispensable de fixer avant tout les limites, car cette division se retrouvera sans cesse dans les études, numériques auxquelles nous allons être obligés de nous livrer pour arriver à une appréciation exacte de la mortalité cholérique.

La première période est de trois mois et demi. Elle commence le 15 Juin et finit le 1er Octobre.

La deuxième, plus courte, commence le 1er Novembre et finit le 10 Décembre suivant.

Jetons d'abord un coup-d'œil sur les hospices et hôpitaux de la ville ;

Ils sont au nombre de huit :

L'hôpital Saint-André,

L'hôpital militaire,

L'hôpital Saint-Jean,

L'hospice des Incurables,

L'hospice des Vieillards,

L'hospice de la Maternité,

L'hospice des Enfants-Trouvés,

L'Asile des Aliénées.

Les hospices de la Maternité, des Incurables, des Vieillards et l'hôpital Saint-Jean ou des Vénériens ont été complètement exempts du fléau.

Hôpital militaire.

Dix-neuf cas de choléra se sont manifestés du 1ᵉʳ Juillet au 1ᵉʳ Septembre dans la garnison de Bordeaux, dont l'effectif était alors de 2,300 hommes (officiers et soldats) 10 ont guéri, 9 sont morts.

Il n'y a pas eu, comme en ville, deux périodes de développement; tout était fini au 1ᵉʳ Septembre; mais en même temps que le choléra, il existait dans la garnison une double épidémie de dyssenterie et de fièvre typhoïde qui a fait un nombre assez considérable de victimes.

Hospice des Enfants-Trouvés.

Sur une population de 400 individus, employés compris, il y a eu seulement 11 cas de choléra; 8 guérisons, 3 décès. Tous se sont déclarés dans la première période de l'épidémie. Sur les 11 cas, il y en a eu 9 chez les filles, 2 chez les garçons, et sur les 3 décès, 2 portent sur les filles, 1 sur les garçons. Chez ce dernier, l'attaque fut foudroyante, il mourut en 4 heures.

Asile des Aliénées.

Cet établissement se compose de 318 malades ou pen-

sionnaires et 48 sœurs, employés ou domestiques : en tout
366 personnes; 134, dont une sœur et une domestique, ont
été atteintes du choléra à des degrés différents; 73 ont
succombé.

L'invasion a eu lieu le 19 Juillet et l'épidémie a duré
jusqu'au 20 Août. Aucun cas nouveau ne s'étant déclaré
du 27 au 31 Juillet, on put espérer un instant que le mal
allait s'arrêter, mais à partir du 1.er Août, il a sévi avec
une intensité tellement croissante que dans la journée du
6 on compta dix décès : puis, il diminua graduellement
jusqu'au 20 Août, date de sa complète disparition.

C'est dans le quartier des femmes agitées et gateuses que
l'épidémie a fait le plus de victimes; les mauvaises conditions hygiéniques dans lesquelles vivent forcément ces
malheureuses, suffisent pour expliquer cette circonstance.

En raison de l'état mental de ces pauvres malades, il a
été presque impossible de savoir dans combien de cas le
choléra a débuté sans prodomes et dans combien il a été
précédé d'accidents plus ou moins caractéristiques. Le traitement lui-même n'a pas pu être parfaitement régulier;
cependant, sur les guérisons obtenues, 11 malades étaient
arrivées déjà à un degré assez avancé de la période algide.

Hôpital Saint-André.

Les cholériques de l'hôpital Saint-André, doivent natu-
rellement, comme ceux de la ville, se rapporter à deux
périodes :

Dans la première, du 15 Juin au 1.er Octobre, il y a eu
132 malades atteints du choléra; 83 sont morts, dont 35
femmes et 48 hommes, et 49 sont guéris : 17 femmes et
32 hommes.

Dans la deuxième période, du 1.er Novembre au 10 Décembre, le nombre des cholériques ne s'est élevé qu'à 30 :

10 femmes, dont 8 mortes et 2 guéries; 20 hommes, sur lesquels 7 guérisons et 13 décès.

Ce qui donne pour l'hôpital Saint-André, pendant toute la durée de l'épidémie, une somme totale de 162 cholériques qui se partagent de la manière suivante, quant à l'âge, au sexe et à la mortalité :

NOMBRE DE MALADES.	AGE.	HOMMES	GUÉRIS	MORTS	FEMMES	GUÉRIS	MORTES
4	De 1 à 10 ans.	4	1	3	0	0	0
17	» 10 à 20 »	15	11	4	2	1	1
19	» 20 à 30 »	13	5	8	6	3	3
43	» 30 à 40 »	31	11	20	12	5	7
35	» 40 à 50 »	22	5	17	13	5	8
23	» 50 à 60 »	12	2	10	11	4	7
15	» 60 à 70 »	8	3	5	7	0	7
5	» 70 à 80 »	1	1	0	4	1	3
1	» 80 à 90 »	0	0	0	1	0	1
162	Totaux......	106	39	67	55	19	37

Si, maintenant, on rapproche les divers chiffres qui indiquent dans ce tableau la proportion des guérisons et des décès, par rapport aux sexes et aux âges, on arrive à cette dernière conclusion : que sur les 162 cholériques de l'hôpital Saint-André, il y a une somme totale de 58 guérisons et de 104 décès.

Ainsi donc :

Hôpital militaire....	19 cholériques	10 guéris	9 morts.	
Hospice des Enfants	11 —	8	— 3	—
Asile des Aliénées...	134 —	61	— 73	—
Hôpital Saint-André	162 —	58	— 104	—

Dont l'addition donne, pour tous les hôpitaux et hospices de Bordeaux, un total de :

326 cholériques — 137 guéris — 189 morts.

Passons maintenant à l'étude de l'épidémie cholérique dans la ville, et tâchons d'apprécier d'une manière exacte l'importance de ses ravages.

La moyenne des décès pendant les années 1845, 46, 47, 48 et 50 fut de 3,453 par an pour toute la ville, soit 287 par mois, 9 $\frac{1}{2}$ par jour.

Du 1.er Juillet au 31 Décembre 1849 (année qui, à dessein, n'a pas été comprise dans le résultat ci-dessus), le nombre des morts s'éleva à 3,003, chiffre presqu'aussi fort pour six mois que celui de la moyenne annuelle qui vient d'être calculée sur une période de cinq ans.

Le tableau suivant indique la division de cette mortalité par mois, à partir du 1.er Juillet jusqu'à la fin de Décembre, et ses proportions relativement aux âges et aux sexes.

2

CATÉGORIES.	JUILLET	AOUT	SEPTEMBRE	OCTOBRE	NOVEMBRE	DÉCEMBRE	TOTAL
Enfants (de 1 jour à 15 ans)...	327	486	230	154	211	185	1613
Femmes..............	109	218	93	74	194	91	779
Hommes.............	108	134	99	63	129	78	611
TOTAL...........	544	838	442	291	534	354	3003

De cette statistique il résulte :

1.° Que la mortalité du mois d'Août, qui est de 838, a été plus considérable que celle des autres mois;

2.° Qu'il est mort, dans ce semestre, beaucoup plus d'enfants que d'adultes, car les chiffres réunis des femmes au nombre de 779 et des hommes au nombre de 611, ne font que 1390 décès d'adultes pour 1613 décès d'enfants.

Total général, pendant le dernier semestre de 1849 :

3,003 Décès.

Sur lesquels :

751 Cholériques.

Dont on peut suivre, dans le tableau ci-après, la répartition :

> Par période épidémique,
>
> Par âge,
>
> Par sexe,
>
> Par condition sociale,
>
> Par quartier.

(Voir le tableau ci-après)

TABLEAU des sept-cent-cinquante-et-u
pendant l'épidémie de 1849, avec l
que, par sexe, par âge, par conditio

MOIS.	PÉRIODES épidémiques.		AGE ET SEXE.			CONDITION sociale.		
	1.re	2.me	Hommes	Femmes	Enfants de 1 jour à 15 ans	Pauvres	Aisés	Rich
Juin............	16	»	9	5	2	13	3	
Juillet...........	188	»	92	80	16	166	22	
Août	283	»	123	102	58	254	26	
Septembre......	41	»	21	15	5	29	11	
Octobre	»	6	5	1	»	6	»	
Novembre.......	»	212	90	104	18	165	35	1
Décembre..	»	5	4	1	»	3	2	
TOTAUX......	528	223	344	308	99	636	99	1
RÉCAPITULATION.	751		751			751		

ÉRIQUES *morts dans la ville de Bordeaux*
sions par mois , *par* période épidémi-
ale *et par* quartiers.

			NORD.					SUD.			
St. Domi-nique.	St. Pierre	St. Martial	St. Louis.	St. Seurin	St. Bruno.	St. Michel	Ste. Croix.	St. Nicolas	Ste. Eulalie	St. Paul.	St. Éloi.
»	1	3	4	»	2	2	3	»	1	»	»
6	4	6	33	13	16	24	23	42	10	»	8
9	2	23	20	18	10	28	62	81	3	14	1
1	»	1	2	2	6	3	9	14	1	»	2
»	»	3	1	2	»	»	»	»	»	»	»
8	11	12	14	19	22	28	15	36	19	11	7
»	»	»	1	1	3	»	»	»	»	»	»
24	18	48	75	55	59	85	112	173	34	25	18

QUARTIERS.

304   447

751

Ainsi donc : 16 décès dans le mois de Juin, — 188 dans le mois de Juillet, — 283 dans le mois d'Août, — 41 dans le mois de Septembre ; — interruption jusqu'à la fin d'Octobre, où on compte 6 décès ; — recrudescence dans le mois de Novembre : 212 décès ; — fin de l'épidémie en Décembre, où on n'en compte plus que 5.

1.re Période.....	528 décès cholériques.	
2.me Période....	223 —	—
Hommes........	344 —	—
Femmes........	308 —	—
Enfants..........	99 —	—
Pauvres.........	636 —	—
Gens aisés......	99 —	—
Riches...........	16 —	—

Total.......... 751 décés cholériques qui se partagent de la manière suivante quant aux quartiers auxquels ils se rapportent :

S.t-André.........	25 d. ch.	S.t-Michel.......	85 d. ch.
S.t-Dominique...	24	S.te-Croix........	112
S.t-Pierre........	18	S.t-Nicolas.......	173
S.t-Martial.......	48	S.te-Eulalie.......	34
S.t-Louis.........	75	S.t-Paul..........	25
S.t-Seurin.......	55	S.t-Eloi............	18
S.t-Bruno........	59		

On comprend facilement que si je ne me suis appliqué à constater que le nombre des décès, c'est que là seulement je pouvais calculer avec certitude. Tout ce qu'on peut faire pour obtenir le chiffre des personnes atteintes, c'est d'y arriver approximativement, par une sorte de rapprochement avec les résultats connus des hôpitaux ou hospices.

Pour ceux de notre ville, on compte que, sur le nombre

des cholériques admis, un peu plus de la moitié a succombé. On serait donc probablement dans le vrai en éta-
blissant que dans la clientèle civile le chiffre des guérisons
est au moins égal à celui de la moitié des malades ; ce qui
nous donnerait pour Boredaux un total approximatif de
QUINZE à SEIZE CENTS cholériques et de DIX—HUIT à
DIX—NEUF CENTS pour toute la ville, en y ajoutant le
chiffre connu des hospices ou hôpitaux.

Ce n'est certainement pas, Messieurs, une proportion
bien effrayante pour une population de 123,854 habitants
(*recensement de* 1851) ; cependant, il faut tenir compte de
cette circonstance, que s'il y a eu des cholériques à peu
près dans tous les quartiers de la ville, c'est plus spécialement dans les faubourgs des Chartrons, de Sainte-Croix et
de Saint-Nicolas que le fléau a exercé ses ravages ! 173 décès dans ce dernier arrondissement, dont les limites sont
assez restreintes, ce qui suppose au moins, d'après notre
calcul, 350 malades ; n'est-ce pas un chiffre assez impo-
sant pour expliquer l'espèce de terreur qui s'était emparée
de la population de Saint-Nicolas, sur laquelle sévissaient
à la fois la fièvre typhoïde, la dyssenterie et l'épidémie cholérique ?

Mais laissons un instant la grande ville pour jeter un
coup-d'œil topographique sur la marche du choléra dans
le département de la Gironde et pour en apprécier les
effets dans les diverses contrées où il s'est montré :

Elles sont au nombre de vingt : La Bastide , Montferrand , Bourg, Saint-Ciers de Canesse, Lafosse, Saint-Vivien, Saint-Christoly, Saint-Savin, Libourne, Saint-Macaire, Langon , Pujols, Barsac, La Brède , Mios , Biganos,
Le Teich , Mestras, Gujan et La Teste.

La Bastide. — Situé sur la rive droite de la Garonne, en
face de Bordeaux, dont il n'est séparé que par le pont, ce

bourg peut être considéré comme une de ses dépendances,
tant en raison de la facilité des communications que de la
fréquence des rapports commerciaux. Sa population est de
2,200 âmes. La moyenne des décès qu'on y constate chaque année, est de 96, prise sur une période de six ans.

Le nombre des décés du 1ᵉʳ Juillet au 31 Decembre 1849
ût de 70.

Dont......   30 hommes.

17 femmes.

23 enfants.

Total...   70

Si cette mortalité, plus que doublée pendant les six derniers mois de l'année 1849, s'explique par l'influence de
l'épidémie régnante, elle ne doit pas être exclusivement
attribuée au choléra, car on n'en compte à La Bastide
que 8 cas bien confirmés : 3 douaniers, 1 marin, 1 pos-
tillon, un constructeur de navires, dans une position très-
aisée, et 2 femmes de peine ; sur lesquels 3 morts : le
constructeur de navires, le marin et un douanier.

Là, comme à Bordeaux, deux périodes bien distinctes.
Dans la première, 5 cas, 2 morts : le marin et le douanier ;
dans la deuxième, 3 cas, 1 seul décès : le constructeur de
navires. C'est même par lui que débuta la seconde période
épidémique dans le département de la Gironde. Lorsqu'il
mourut le 26 Octobre, après douze heures de maladie,
personne ne voulait croire qu'il eût succombé au choléra,
car depuis le 15 Septembre environ, on n'en avait plus
observé ni dans Bordeaux ni dans ses environs ; mais, dès
le surlendemain de la mort de ce malade, plusieurs autres
cas s'étant déjà manifestés dans la ville de Bordeaux, le
doute ne fut plus permis.

MONTFERRAND. — Commune de 8 à 900 âmes, également située sur le littoral de la Garonne, à 12 kilomètres de Bordeaux : 2 seuls cas de choléra, 2 morts.

On était en pleine vendanges, aux premiers jours d'Octobre, lorsque deux hommes, jeunes et bien constitués, furent pris tous deux à la fois d'accidents cholériques auxquels ils ne tardèrent pas à succomber. L'effroi se répandit instantanément dans la contrée ; plusieurs propriétaires même s'en éloignèrent ; mais ces deux cas furent les seuls et la mortalité dans cette commune ne dépassa même pas de beaucoup, pendant le dernier semestre de 1849, les limites de la moyenne ordinaire.

BOURG. — Petite ville de 2,300 habitants, située vis-à-vis le Bec-d'Ambès, sur la rive droite de la Dordogne. Le choléra s'y est montré dans les premiers jours d'Août 1849 et a disparu vers le 25 du même mois pour ne plus y revenir. Durant cette période de vingt à vingt-deux jours, 15 personnes furent prises d'accidents cholériques, sans dérangement préalable : 7 furent très-malades, 4 succombèrent. Sur ces 15 personnes, toutes de l'intérieur de la ville, car la campagne fut complètement épargnée, on compte 8 femmes, 5 hommes et 2 enfants. Pour les 4 décès: 1 homme et 3 femmes. On voit qu'ici, à l'inverse des autres localités, la maladie a surtout sévi chez les femmes. C'est une différence que nous signalons sans chercher à l'expliquer, car leurs habitudes y sont les mêmes que partout ailleurs, et toutes celles qui ont été atteintes, vivaient dans des conditions hygiéniques diverses.

SAINT-CIERS DE CANESSE. — Bourgade du littoral, située entre Bourg et Blaye ; elle a de 850 à 900 habitants. Le choléra s'y est déclaré le 20 Juillet 1849 sur un employé des bateaux à vapeur du bas de la rivière. Depuis cette époque jusqu'au 30 Août on en compte 8 cas.

5 hommes,
2 femmes, } sur lesquels 3 décès : { deux hommes
1 enfant, une femme.

Ces huit individus, qui jouissaient d'une santé parfaite, ont été frappés subitement; 3 appartenaient à la classe pauvre, les 5 autres étaient des artisans aisés.

SAINT-SAVIN, SAINT-VIVIEN, LAFOSSE ET SAINT-CRRISTOLY.— Ce sont quatre communes limitrophes, placées dans l'intérieur des terres, en se rapprochant des confins du département de la Charente-Inférieure.

Presque tous les habitants de ces quatre communes, pendant les mois de Juillet et d'Août 1849, ont été atteints de la cholérine, à des degrés divers, qui a surtout fait de nombreuses victimes parmi les enfants en bas-âge. Mais on ne signale que 2 cas de choléra bien confirmés dans la commune de Saint-Savin : 1 femme et 1 homme de la même famille, qui, tous deux, sont morts après quelques heures de maladie.

LIBOURNE. — De toutes les petites villes du département c'est la plus importante. Les rues y sont larges et tenues. très-propres; les habitations généralement saines; les vivres de bonne qualité; enfin elle est placée dans les meilleures conditions hygiéniques. Aussi le choléra n'a-t-il fait qu'y paraître, car sur une population de près de 8,000 habitants, on ne compte que 8 cas bien constatés.

La moyenne des décès de la ville de Libourne, calculée sur une période de six années, est de 20 par mois. Dans les six derniers mois de 1849, il y en eut 195 : 63 hommes, 64 femmes, 68 enfants (32 décès environ par mois).

Sur ce nombre, 5 seulement sont attribués au choléra : 4 hommes et 1 femme; mais ce qui a surtout grossi le chiffre des décès pendant ce semestre, c'est la dyssenterie qui, depuis le mois de Juillet jusqu'à la fin de Novembre, n'a cessé de régner dans Libourne et dans ses environs avec la plus grande intensité.

St.-Macaire. — Quatre cas de choléra seulement ont été observés dans cette petite ville, située vis-à-vis Langon, sur la rive droite de la Garonne. Le premier de ces cas se manifesta vers la fin de Juin, sur un marin qui avait éprouvé les premiers symptômes au moment de son départ de Bordeaux et qui mourut quelques heures après son arrivée. Les 3 autres se déclarèrent peu de jours après sur 3 jeunes femmes, qui vivaient dans l'aisance et qui, toutes trois, moururent très-promptement.

Pendant les mois de Juillet et d'Août un grand nombre de personnes furent atteintes de la dyssenterie qui fit dans cette contrée d'assez nombreuses victimes.

Langon. — Un seul cas de choléra qui fut suivi de mort; mais la mortalité ordinaire de cette petite ville fut plus que doublée, pendant les mois de Juillet, Août, Septembre et Octobre 1849, par une épidémie de dyssenterie qu'on peut appeler cholérique à cause des symptômes particuliers qui la caractérisaient et de la cyanose qui survenait ordinairement de vingt-quatre à trente-six heures avant la mort.

Barsac et Pujols. — Le choléra se déclara en même temps, au commencement du mois d'Août, dans ces deux communes presque limitrophes, et n'y cessa ses ravages que vers la fin du mois de Septembre. On estime que le nombre des cholériques, pour ces deux communes, fut de 35 à 40, sur lesquels 16 morts : 5 à Barsac ; 3 femmes et 2 hommes ; et 11 à Pujols ; 4 femmes, 6 hommes et 1 petite fille de douze ans. Le nombre des décès, pendant le dernier semestre de 1849, fut, pour ces deux communes, de 87, ce qui est à peu près le chiffre moyen de la mortalité de chaque année.

On voit, d'après cela, que dans cette contrée comme dans toutes celles où le choléra a sévi, il n'a pas seul contribué à l'augmentation de la mortalité et qu'il a fait certainement moins de victimes que n'en faisaient, en même temps que lui, la fièvre typhoïde et la dyssenterie.

La Brède. — Vers la fin du mois d'Août le choléra se déclara à La Brède : 8 personnes en furent atteintes ; 5 femmes et 3 hommes ; 3 moururent : 2 femmes et 1 homme. Le dernier cas eut lieu le 16 Septembre, et depuis cette époque l'état sanitaire ne parut pas moins favorable que les années précédentes. Sous ce rapport, cette commune fait exception à toutes les autres, car il n'y en a pas une seule dont le chiffre de la mortalité, pour six mois, n'ait dépassé de plus de moitié celui de la moyenne annuelle ordinaire.

La Teste. — C'est une petite ville de 3,000 âmes, située à l'extrémité Sud-Ouest de la Gironde ; elle est bornée au Nord par le bassin d'Arcachon sur le bord duquel elle est placée, à l'Est par les cantons de Belin et d'Audenge, au Sud par le département des Landes, à l'Ouest par l'Océan. Son territoire n'est qu'une vaste plaine sablonneuse, doucement inclinée vers le bassin d'Arcachon. Très-peu fertile dans l'intérieur des terres, où cependant, depuis quelques années, on se livre avec succès à la culture du riz, elle le devient davantage en s'approchant du littoral du bassin, où des dépôts maritimes ainsi que des engrais apportés par la main des hommes, ont sensiblement amélioré la couche végétale.

Le choléra s'y déclara le 2 Juillet 1849, puis il cessa dans les premiers jours de Septembre, pour reparaître le 5 Novembre, et sévir de nouveau sur les trois communes du canton de La Teste jusqu'au 16 Décembre, date précise du dernier cas qui y fut observé : ce qui, pour La Teste

comme pour Bordeaux, divise l'épidémie en deux périodes de date et de durée à peu près identiques. Il y a cependant à noter cette différence importante entre ces deux
localités, c'est qu'il ne régnait dans le canton de La Teste
aucune autre maladie concomitante, et que les fièvres intermittentes elles-mêmes qui, tous les ans, à cette époque,
affligent cette contrée, semblaient exceptionnellement la
respecter cette année.

Pendant la première période, l'épidémie se renferma,
pour ainsi dire, dans la ville de La Teste, où elle sévit sur
près de 200 personnes, dont 86 succombèrent.

Les vingt-trois premiers jours du mois d'Août donnèrent
seuls 38 décès, ce qui est à peu près le chiffre qu'on at-
teint, année commune, en sept mois.

Pendant la deuxième période, sur un chiffre approximatif de 45 à 50 malades, il n'y eut que 19 décès.

D'où il suit que du 1er Juillet au 31 Décembre 49 on ob-
serva dans la ville de La Teste de 240 à 250 cas de choléra,
sur lesquels 105 décès. ....   44 hommes,
                                    30 femmes,
                                    31 enfants.

Total.......... 105 décès pour six mois;
lorsque le chiffre moyen des décès annuels, pris sur une
période de dix ans, ne dépasse pas 60.

Si, pendant la seconde période, l'épidémie sévissait avec
moins d'intensité dans la ville de La Teste, elle avait étendu
ses ravages sur le littoral du bassin d'Arcachon, où elle
éclatait en même temps dans les communes de Mios, Biganos, Le Teich, Mestras et Gujan, séparées les unes des
autres par une distance de cinq ou six kilomètres.

Dans la commune de Mios 4 hommes meurent sur 10
hommes malades.

Dans celle de Biganos, 3 femmes malades, toutes 3 mortes.

Dans celle du Teich : 17 morts, dont 9 hommes, 4 femmes et 4 enfants, sur un chiffre approximatif de 30 malades.

Enfin, dans celles de Gujan et de Mestras, les plus voisines de La Teste, sur une population de 1,800 à 2,000 âmes, on compte 50 décès cholériques dont 33 femmes, 15 hommes et 2 enfants. Sur ces décès, 10 ont eu lieu dans la commune de Gujan et tout le reste dans celle de Mestras. — Le chiffre total des décès dans ces deux localités avait été pour l'année 1848 de 60. — Pour l'année 1849 il fut de 123, dont 96 pendant les six derniers mois.

Afin qu'on apprécie d'un seul coup-d'œil ces divers documents sur la mortalité de la Gironde pendant les six mois qu'a duré l'épidémie cholérique de 1849, je vais les réunir dans un tableau où seront indiqués :

Les noms des localités,

Les chiffres des décès pour chacune d'elles,

Le nombre des hommes,

Le nombre des femmes,

Le nombre des enfants ;

Et l'addition de ces diverses catégories donnera le chiffre total de la mortalité cholérique du département.

Tableau Général de la Mortalité cholérique, dans le département de la Gironde.

DÉSIGNATION DES LOCALITÉS.	Nombre des Décès	HOMMES.	FEMMES.	ENFANTS
Bordeaux............	751	344	308	99
La Bastide..........	3	3	»	»
Montferrant........	2	2	»	»
Bourg...	4	1	3	»
St.-C. de Canesse	3	2	1	»
Lafosse, St-Vivien, St.-Christoly et St.-Savin.........	2	1	1	»
Libourne............	5	4	1	»
St.-Macaire	4	1	3	»
Langon	1	1	»	»
Barsac & Pujols...	16	8	7	1
La Brède...........	3	1	2	»
La Teste...........	105	44	30	31
Mios...............	4	4	»	»
Biganos........,...	3	»	3	»
Le Teich...........	17	9	4	4
Gujan et Mestras..	50	15	33	2
Totaux..........	973	440	396	137

De l'examen de ce tableau il résulte, comme conclusion dernière, que dans le département de la Gironde, dont la population, en 1831, s'élevait à 554,225 habitants, il y a eu, pendant les six derniers mois de l'année 1849 :

973 Décès cholériques.

440 Hommes — 396 Femmes. — 137 Enfants.

Dans presque toutes les localités, les hommes atteints par l'épidémie ont été en majorité. Cela s'explique, tant par la nature de leurs travaux beaucoup plus pénibles, que par leur vie, généralement moins régulière que celle des femmes. On peut remarquer, du reste, que les contrées où les femmes ont été le plus maltraitées par le choléra, sont précisément celles où elles sont assujetties à des travaux journaliers et pénibles.

Quant à la catégorie des enfants, la mortalité cholérique y est vraiment bien faible comparativement au chiffre 1613 déjà connu et qui représente la mortalité générale des enfants dans la ville de Bordeaux, depuis le 1er Juillet jusqu'au 31 Décembre.

On doit en conclure que si le choléra véritable épargne généralement l'enfance, il n'en est pas de même de la cholérine et de la dyssenterie qui, en 1849, décimaient ces pauvres petits êtres, surtout quand elles les frappaient pendant le travail de la dentition.

Mais, assez de statistique. — J'ai hâte de passer à un autre ordre de considérations et d'étudier l'épidémie cholérique de la Gironde aux points de vue

De l'étiologie,

Du mode de propagation du fléau,

De la symptomatologie,

De l'anatomie pathologique,

Du traitement.

I.

ÉTIOLOGIE.

Je me félicite, Messieurs, que le travail que vous m'a
vez confié, qui doit être, avant tout, un compte-rendu
exact et fidèle, ne comporte pas l'étude analytique du *miasme
cholérique*. Je ne me sentirais pas à la hauteur d'une pareille tâche, que je laisse à notre savant confrère, le docteur Roche (1). Mais l'existence du miasme cholérique,
quelle que soit sa nature intime, étant admise comme
cause première ou productrice, il nous reste à rechercher les causes secondaires ou prédisposantes que nous
rapporterons à trois chefs principaux : — *Conditions atmosphériques et géologiques*. — *Hygiène individuelle ou privée*.
— *Causes locales d'insalubrité*.

1° CONDITIONS ATMOSPHÉRIQUES ET GÉOLOGIQUES.

Vous donner une idée exacte de la constitution atmos-
phérique de la dernière moitié de l'année 1849, était.
Messieurs, chose indispensable, car, sans vouloir chercher
dans l'atmosphère l'explication étiologique des maladies,
on ne peut pas se dissimuler que ses variations exercent
sur l'organisme une influence notable, et que des rapports
intimes lient certaines maladies avec les mouvements et
les qualités de l'air.

Tel est le but du tableau suivant, où sont indiqués en
moyenne les observations thermométriques prises le matin, à midi et le soir; les variations du baromètre; la di-
rection des vents, l'hygrométrie et l'état du ciel, depuis le
1.er Juin jusqu'à la fin de Décembre 1849.

---

(1) Huitième lettre sur le cholera. — Union médicale. Voir les N.os
des 21, 25 Septembre et 2, 5, 9, 19, 26 et 30 Octobre 1852.

RÉSUMÉ DES OBSERVATIO

des mois de Juin, Juillet, Août, Septemb

THERMOMÈTRE.	JUIN.	JUILLET.	AOUT.
TEMPÉRATURE *des 3 périodes du jour.*			
MATIN.			
Plus grand degré de chaleur......... ..	26° le 5..	21° le 10...........	20° les 8 et 1
Moindre	12° le 18.	13° les 1, 25, 28..	10° le 20......
Moyen...........	17° les 1 & 25....	16° les 19, 20.....	15° 5 le 28....
MIDI.			
Plus grand degré de chaleur...........	35° 5 le 5.........	34° le 7...........	33° 5 le 11....
Moindre	18° 5 le 12........	20° le 25...........	18° le 18......
Moyen.......	23° le 16....	26° 5 le 3......,...	26° les 2, 23,
SOIR.			
Plus grand degré de chaleur	23° le 6....	22° 5 les 10 et 11.	23° le 31......
Moindre...... .....,....	14° 5 le 17........	13° le 24..........	12° le 21......
Moyen.....	17° le 10...........	17° 5 le 18..... ..	17° les 2, 23, 2
DEGRÉ DE CHALEUR *au milieu du jour.*	10 jours de 18° 5 à 24°, 20 jours de 26° à 33° 5.	19 j. de 20° à 27°. 12 j. de 28° à 34°.	8 j. de 18° à 2 15 j. de 24° à 2 8 j. de 28° 5 35

ÉOROLOGIQUES
bre , Novembre et Décembre 1849.

TEMBRE.	OCTOBRE.	NOVEMBRE.	DÉCEMBRE.
1ᵉʳ .... 21 .... le 23	14⁰ 5 le 7 .... 6⁰ les 30 et 31 ...... 16⁰ les 5, 13, 16, 25	13⁰ 5 le 25 .... 4⁰ le 28 .... 6⁰ le 19	9⁰ 5 les 16 et 17.... 4⁰ 5 le 26 .... 9⁰ le 21 ....
2 .... 12 .... 22	23⁰ le 3 .... 14⁰ le 30 .... 18⁰ les 2, 6, 7, 23, 26	18⁰ les 2 et 3 .... 1⁰ le 28 .... 9⁰ 5 le 26	13⁰ les 14, 15, 16.. 0⁰ le 24 .... 5⁰ 5 le 11 ....
es 2 et 25 ..... es 18 et 19.... es 21 et 23....	16⁰ le 3. .... 7⁰ le 20 .... 12⁰ les 11, 16, 17, 22	13⁰ le 24 .... 1⁰ les 21 et 28 ...... 7⁰ les 12 et 13	10⁰ les 2 et 18 ..... 3⁰ 5 le 25 .... 6⁰ les 10 et 11.....
e 15⁰ à 19⁰.... e 19⁰ 5 à 23⁰ 5 24⁰ à 27⁰	24 j. de 14⁰ à 18⁰.... 7 j. de 19⁰ à 23......	3 j. de 1⁰ à 4⁰........ 8 j. de 4⁰ à 9⁰........ 19 j. de 10⁰ à 18⁰....	17 j. de 7⁰ à 13⁰..... 11 j. de 1 à 5⁰ 5.... 3 j. de 0⁰ à 7 ....

RÉSUMÉ DES OBSERVATIO
des mois de Juin, Juillet, Août, Septemb

BAROMÈTRE.	JUIN.	JUILLET.	AOUT.
Maximum............	765,5 mill. le 20..	767 mill. le 22.....	771 mill. le 20
Minimum............	754 mill. les 10, 11	758 mill. les 20, 24	756 mill. les 4,
Médium..............	762 mill. le 27.....	762 mill. le 16.....	763 mill. le 10
VARIATION *barométrique.*	peu sensibles	de 6, 5 du 23 au 24 de 5, 5 du 19 au 20	Une seule d 5 milli. le 4 ...
DIRECTION DES VENTS. — Le vent a soufflé du :			
Nord ......,.........	2 fois............	3 fois............	3 fois........
Nord–Est	5 fois............	3 fois............	3 fois........
Est...................	2 fois,...........	» »	2 fois.......
Sud–Est	3 fois............	3 fois	2 fois.......
Sud...................	2 fois...........	1 fois............	5 fois.......
Sud–Ouest :...........	4 fois............	6 fois............	7 fois.......
Ouest.,...............	7 fois, ...	11 fois	3 fois........
Nord–Ouest..........	5 fois	4 fois............	6 fois.......
VENTS *dominants.*	Nord–Ouest, Ouest, Nord–Est.	Ouest. Sud–Ouest.	Nord–Oues Sud et Sud–O
HYGROMÉTRIE. Hauteur de l'Eau tombée	18 millim. 3.....	42 millim. 8......	55 millim. 5.
ÉTAT DU CIEL.			
Jours beaux.....,...	21	17	19
Jours couverts.......	5	9	7
Jours de pluie.......	1	1	2
Jours d'orage........	3	4	3

ÉOROLOGIQUES
bre, Novembre et Décembre 1849.

PTEMBRE.	OCTOBRE.	NOVEMBRE.	DÉCEMBRE.
ill. le 14......	774,5 mill. le 28 ...	772,5 mill. le 7.....	771 mill. 14, 20, 21
ill. le 10......	749 mill. le 13.	749 les 1. 2, 3, 4...	752 mill. le 4 ....
ill. 3, 6, 7, 21.	762 mill. les 5, 30.	760,5 le 22	761 mill. le 11.....
nombreuses 7 à 9 millim.	assez nombreuses 1 de 11 et de 12 m.	une de 15 millim. une de 17 millim.	très nombreuses
ois.............	1 fois.............	4 fois.............	2 fois.............
ois.............	1 fois.............	4 fois.............	5 fois.............
ois.............	» fois.............	2 fois.............	2 fois.............
ois.............	2 fois.............	4 fois.............	1 fois.............
ois.............	8 fois.............	2 fois.............	6 fois.............
ois.,...........	7 fois.............	6 fois.............	6 fois.............
ois.............	9 fois.............	4 fois.............	2 fois.............
ois.............	3 fois.............	4 fois.............	7 fois.. ....
Nul.	Ouest, Sud, Sud-Ouest.	très-variables, aucun dominant.	Sud et Sud-Ouest. Nord-Est, Nord-O.
millim. 8.......	111 millim. 2.......	122 millim. 8	71 millim. 3......
10	11	12	15
11	10	11	8
4	10	7	Neige. 5
5	»	»	Glace. 3

Les mois de Mars et d'Avril, ainsi que le commencement de Mai 1849, venaient d'être sombres, brumeux, froids et humides, quand la température changea tout-à-coup vers le milieu du mois de Mai. Les vents soufflèrent de la partie comprise entre le Nord et le Sud-Ouest, et il en résulta une longue série de journées très-chaudes et de nuits très-fraîches. C'est sous l'influence de ce changement subit dans les conditions atmosphériques, que se manifestèrent sur notre population des phénomènes pathologiques qu'on dut considérer à juste titre comme précurseurs du choléra. En effet, presque toutes les maladies affectaient la forme gastro-intestinale, et se compliquaient d'une sorte d'a-dynamie spéciale caractérisée par la petitesse du pouls et l'abaissement de la température. Cette disposition pathologique ne tardant pas à s'accroître en proportion de l'augmentation de la chaleur et de la sècheresse, qui, depuis la fin du mois de Mai jusqu'à la fin du mois d'Août, ne furent interrompues que par quelques rares orages, nous constatâmes successivement l'apparition de la cholérine, puis celle du choléra, par un vent d'Est et par une chaleur de trente degrés.

En Novembre, au contraire, c'est par des brouillards épais, par le vent de Sud, et par une douce température, qu'a lieu la recrudescence cholérique. — Mais doit-on s'étonner de cette sorte d'opposition, quand on a vu le choléra sévir indistinctement sous toutes les latitudes, dans tous les climats, et ne pas se montrer moins terrible dans ses effets sous l'influence des grands froids du Nord, que sous celle des chaleurs tropicales du Midi ?

Ce qu'il y a de plus vrai et de plus pratique à dire relativement aux conditions atmosphériques, considérées comme causes secondaires du choléra, c'est que le développement de cette maladie peut être également favorisé, ou son intensité accrue, par les excès de la chaleur et du froid, par la durée trop prolongée de la sécheresse ou de l'humidité, et plus particulièrement peut-être par les transitions trop brusques de l'un à l'autre de ces changements atmosphériques.

....

Je ne vous aurais certainement pas entretenus, Messieurs, des influences telluriques ou géologiques qu'on n'explique, ne définit, ni ne comprend, et qui ne consistent guère qu'en des hypothèses mystérieuses, s'il ne m'était tombé sous la main un long travail de l'Académie des sciences du département de l'Yonne, dans lequel on s'applique, par des recherches statistiques minutieuses, à démontrer l'influence du sol, considéré principalement dans sa composition géologique, sur les deux épidémies de 1832 et de 1849.

Ces observations tendraient à prouver que c'est sur les terrains calcaires et plus spécialement sur la zone oolitique moyenne, sol d'une sécheresse et d'une aridité constante, que le choléra aurait établi son siège de prédilection, tandis qu'il aurait épargné, par deux fois, et d'une manière absolue, les terrains alumino-siliceux de la Puysaie, ainsi que la zone granitique qui, par suite de son imperméabilité, est constamment pénétrée à sa surface d'une humidité telle, qu'elle se trouve complètement réduite à un état presque marécageux.

En outre que ces remarques sont opposées à ce que nous avons observé dans le département de la Gironde, et qu'elles me paraissent avoir été faites sur une trop petite échelle pour pouvoir en tirer des conclusions sérieuses, je ne crois pas qu'elles soient de nature à mériter une très-grande importance, par suite de ce fait parfaitement re-

connu, que les contrées du département de l'Yonne que l'é-
pidémie a épargnées sont très-remarquables par l'isolement
des habitations, tandis que dans celles, au contraire, où
elle a sévi, les maisons sont groupées sous forme de
bourgs et de villages très-rapprochés les uns des autres.

Cette explication du phénomène est bien plus satisfai-
sante pour notre raison que les influences telluriques qui
nous échappent, et me paraît surtout beaucoup plus en
rapport avec les données que nous possédons déjà sur le
mode de propagation du choléra.

2.⁰ Hygiène individuelle ou privée.

*Alimentation, causes morales, excès de tous genres, profes-
sions, vêtements et habitations....* Ces quelques mots résument
tout ce qu'il y a à dire sur l'hygiène individuelle ou privée.
Il résulte, en effet, de nos observations particulières et de
celles de nos confrères, que la plupart des cas de choléra,
constatés dans le département, pourraient, au point de vue
de leur étiologie secondaire, être presque toujours rappor-
tés à l'une de ces catégories.

L'*alimentation* doit être placée en première ligne, car
elle est certainement de toutes les causes secondaires,
celle qui a la plus grande part dans la production de la
maladie. Tantôt c'est la privation d'une nourriture suffisamment substantielle qui en a favorisé le développement,
tantôt c'est l'excès opposé qui a produit un résultat analogue; mais c'est surtout à la nature des aliments qu'on
a dû le plus souvent attribuer la manifestation des accidents cholériques. Vous avez insisté, vous, Messieurs, pour
que la vente du poisson et celle du fruit fussent l'objet d'une
surveillance toute spéciale; vous avez été secondés, autant que possible, par l'administration; cependant on ne
peut pas se dissimuler que l'alimentation de la classe

pauvre, se composait presque exclusivement, alors comme
toujours, de viandes salées, de légumes secs, souvent mal
cuits, de poissons quelquefois avariés dont on fait provi-
sion pour plusieurs jours , enfin de fruits de qualité infé-
rieure, et le plus souvent incomplètement muris.

Tout en convenant que ces conditions alimentaires sont
évidemment fâcheuses , on pourra peut être demander,
sous forme d'objection , pourquoi c'est particulièrement
dans la seconde période de cette épidémie qu'a été frappée
la classe aisée de la société ? Cette circonstance est , en
effet, singulière, et on serait tenté de la ranger parmi les
nombreuses imprévues qui déjouent, en fait de choléra ,
l'observation la plus attentive ; mais , en y réfléchissant
bien, on découvre précisément que la nature de l'alimentation n'y est peut-être pas aussi étrangère qu'on le pense ,
car, par suite d'une idée erronée , les gens aisés s'étaient
cru obligés, pour se soustraire aux atteintes de la maladie,
de ne composer leur régime habituel que de toniques et de
stimulants, dont l'abus longtemps prolongé, explique suffisamment pourquoi la recrudescence cholérique d'abord,
et plus tard surtout la dyssenterie , les a si cruellement
frappés.

Causes morales. — Elles occupent une place très-impor-
tante dans l'étiologie du choléra. Qui est-ce qui de nous,
en effet, n'a constaté que le chagrin, l'ennui, la tristesse,
et surtout la crainte qu'inspire cette affreuse maladie, ont
prédisposé un grand nombre de personnes à la contracter ? Pour ma part , je connais dans notre ville plusieurs
exemples d'individus qui ont été mortellement frappés,
immédiatement après avoir rendu les derniers devoirs à
un parent ou à un ami, dont la mort, quelquefois très-
prompte, les avait vivement impressionnés. Les faits de ce
genre ont pu quelquefois être cités comme démonstration

d'un principe contagieux; quant à nous, nous n'y voyons que des preuves non équivoques de l'influence morale sur la production du choléra.

Vous ne vous attendez pas sans doute, Messieurs, à ce que je recherche dans quelle proportion, même approximative, les *excès de tous genres* ont favorisé le développement des accidents cholériques. Une pareille statistique serait impossible à faire, mais ce que nous pouvons affirmer, sans crainte de nous tromper, c'est que, dans notre département comme partout ailleurs, ils ont eu leur large part d'influence, et qu'ils ont figuré comme cause prédisposante dans un très-grand nombre de cas.

Il en est de même des *professions*. On ne pourrait trouver les éléments d'un calcul reposant sur des bases certaines que dans les hôpitaux où le nombre des malades, beaucoup trop restreint, n'a pas permis de déduire une moyenne de quelque valeur; mais un fait cependant paraît se produire, comme conséquence d'observations nombreuses faites en 1832 et en 1849, c'est que de toutes les professions, celle de marin est peut-être celle qui rend le plus accessible aux atteintes de l'épidémie.

Cela doit-il être attribué à leur alimentation généralement excitante, aux excès de boisson si fréquents parmi eux, à la nature de leurs travaux, ou à leur séjour presque continuel sur l'eau, exposés jour et nuit, aux intempéries des saisons? Nous sommes très-portés à admettre que ces divers motifs concourent simultanément, et d'une manière à peu près égale, à leur donner plus d'aptitude à l'imprégnation du miasme cholérique.

Enfin les *habitations* et les *vêtements* viennent se ranger en dernière ligne comme causes individuelles, et compléter la différence des conditions hygiéniques privées, entre les classes pauvres et les classes riches ou aisées de la société,

au double point de vue du bien-être de l'existence maté-
rielle et des prédispositions à contracter les nombreuses
maladies dont l'homme peut être afligé.

Ainsi se trouve expliqué, Messieurs, pourquoi l'épidémie a sévi de préférence sur les unes que sur les autres, et
pourquoi le chiffre des décès, si élevé d'un côté, est pro-
portionnellement si faible de l'autre! Toutefois, constat-
tons avec bonheur que si le choléra, en 1832 comme en
1849, n'a pas fait dans notre beau département les affreux
ravages par lesquels il a décimé tant d'autres parties de la
France, nous le devons surtout à ce que nos populations,
par cela même qu'elles sont intelligentes et laborieuses,
jouissent le plus ordinairement d'une alimentation suffi-
sante, de vêtements convenables, de logements assez sa-
lubres, et qu'elles sont, pour la plupart, à l'abri des
grandes misères.

3.º CAUSES LOCALES D'INSALUBRITÉ.

On peut établir d'une manière générale qu'ici, comme
partout ailleurs, les égouts mal nettoyés, les canaux mal
entretenus, les lieux d'aisance d'où s'exhalent des odeurs
délétères, les tas d'immondices, les fumiers, ainsi que les
cloaques qui donnent lieu à des émanations putrides, ont
certainement exercé une grande influence sur le développement et l'accroissement de l'épidémie dans les localités où ils ont échappé à la surveillance administrative;
on pourrait même citer, à l'appui de cette assertion, le
bourg de La Bastide, avec ses fumiers infects, situés
presque à la porte de chaque logement, ainsi que certaines maisons de notre ville, véritables hôtels de mira-
cles, dans quelques-uns desquels succombèrent presque
tous les malheureux qui y étaient entassés; mais nous devons négliger ces généralités pour nous occuper d'un tra-

vail plus important dans la circonstance actuelle, et qui consiste à vous signaler les causes d'insalubrité particuliè-res aux deux contrées du département où l'épidémie a sévi avec le plus de violence : *Bordeaux* et *La Teste*.

Les quatre points de Bordeaux sur lesquels le choléra s'est appesanti davantage sont les faubourgs des Chartrons, de la Chartreuse, de Saint-Nicolas et de Sainte-Croix.

Le premier a pour voisinage une vaste étendue de ma-rais d'où s'exhalent, surtout pendant les mois de Juillet et d'Août, des vapeurs malsaines.

Le second compte aussi plusieurs causes d'insalu-brité : le cimetière d'abord qui doit être placé en pre-mière ligne à cette époque plus qu'à aucune autre, malgré toutes les précautions prises pour les nombreuses inhuma-tions qu'on y faisait chaque jour. Un établissement d'en-grais animaux d'où s'exhalaient les émanations les plus putrides, et qu'à plusieurs reprises vous avez visité, le menaçant de clôture si on ne l'astreignait à l'accomplisse-ment des conditions sévères que vous aviez imposées. Enfin, de nombreux lavoirs où sont établis, par divers in-dustriels, des barrages fixes, quand ils devraient être mobiles, et où la stagnation des eaux savonneuses devient en été une cause puissante et permanente d'insalubrité.

Les faubourgs de Saint-Nicolas et de Sainte-Croix peu-vent être considérés ici comme faisant partie de la même catégorie, parce qu'ils sont limitrophes et qu'ils font pres-que cause commune dans les conditions insalubres que nous avons à signaler.

L'un des points de ces deux quartiers le plus maltraité par l'épidémie, le *Saujon* se trouve placé sur un sol sablon-neux et élevé. Il est percé de larges rues macadamisées où les eaux s'écoulent librement ; les maisons y sont bien bâ-ties, les habitants y vivent de la même manière que la population ouvrière des autres parties de la ville. Il est cependant utile de faire remarquer que les hommes, presque tous bouviers ou charretiers, stationnent tout le long du jour sur les quais, pendant que leurs femmes, toutes blanchisseuses, s'occupent à laver le linge sur le cours d'eau le plus voisin qu'on appelle l'*estey de Bègles*. A part cette double circonstance de profession, rien ne semble expliquer, jusqu'à présent, le ravage fait par le choléra sur ce malheureux quartier, ainsi que sur l'Asile des Aliénées qui l'avoisine et qui a partagé ses calamités. Mais, Messieurs, ce qui ne peut et ne doit échapper à nos investigations étiologiques, c'est que dans le faubourg dont il s'agit, ou dans ses environs, sont réunis plus d'établissements incommodes et insalubres qu'on n'en compte dans tout le reste de la ville.

Vous avez été les premiers à vous en émouvoir quand, le 17 Août 1849, au nom d'une commission composée de MM. Clémenceau, Baudrimont et Petit-Lafitte, j'eus l'honneur de vous donner lecture d'un rapport ayant pour titre : *Causes d'insalubrité des quartiers Saint-Nicolas et Sainte-Croix.*

En première ligne, nous vous signalions l'Abattoir, pour lequel nous réclamions à l'administration des modifications urgentes de construction, mais surtout de police intérieure.

Nous lui demandions aussi le comblement d'un fossé qui longeait la partie Est de l'Asile des Aliénées, et qui était devenu le réceptacle de toutes sortes d'immondices.

Puis nous appelâmes successivement votre attention sur de nombreuses porcheries, sur plusieurs boyauderies, sur des usines pour la préparation des crins et des soies de porcs, sur des fabriques d'engrais animalisés, des amidonneries, des tanneries, des savonneries, des dépôts d'os, des

parchemineries, des raffineries, en tout *soixante* établissements incommodes ou insalubres, groupés sur une
étendue d'environ quinze cents mètres de long sur cinq
cents mètres de large.

Enfin, une des causes d'insalubrité sur laquelle nous dû-
mes plus particulièrement fixer les regards de l'administration, dans l'intérêt des quartiers Sainte-Croix et Saint-Nicolas, ce fut l'*estey de Bègles*, dont les eaux qui arrivent des
laudes, claires et limpides, étaient souillées à partir du pont
du Guit, par les immondices de nombreux lieux d'aisance,
par une multitude de lavanderies, par les résidus de diverses fabriques, par des eaux grasses de l'Abattoir, et se
répandaient ainsi, chargées de matières putrescibles, dans
des fossés en contre-bas du sol, qui n'avaient pas été curés
depuis plus de trente ans.

Cette description, Messieurs, ne serait pas tout-à-fait
complète, si je ne m'empressais d'ajouter, que tous ces résidus, au lieu de se jeter dans la Garonne, entraînés par le
courant du ruisseau, étaient et sont encore, disons-le avec
regret, retenus à la surface de l'eau, où ils constituent un
véritable foyer d'infection, par un grillage qu'a établi et
que maintient contrairement aux lois, près et en amont
du moulin de Sainte-Croix, le propriétaire de cette usine.

Si donc maintenant, quelque chose doit nous surpren-
dre dans la marche et le développement de l'épidémie en
1849, c'est que ces deux faubourgs n'aient pas été plus maltraités encore, et que l'Hospice des Vieillards, celui des
Enfants-Trouvés, ainsi que le Petit-Séminaire, placés au
centre de ces nombreuses et puissantes causes d'insalubrité, n'aient pas eu à déplorer des pertes à peu près ana-
logues à celles que nous avons eu le regret de constater
dans l'Asile des Aliénées.

Quelques esprits désireux d'atténuer l'importance que

mérite l'étiologie du choléra, pourraient bien objecter qu'en 1832 il n'y eut pas un seul cholérique dans l'Asile des Aliénées, dont la situation et l'organisation intérieure étaient identiquement les mêmes. Mais on se rappelle que si l'Asile fut épargné, les quartiers de Terres de Bordes et de Saint-Nicolas furent du nombre des plus maltraités; que ce qui prouve du reste incontestablement l'influence des conditions hygiéniques locales sur le développement épidémique du choléra, c'est que notre Dépôt de Mendicité, dont la population affaiblie par l'âge, par les infirmités et par de longues privations, fut décimée en 1832, n'a plus éprouvé la moindre atteinte épidémique depuis que des améliorations hygiéniques bien entendues ont été faites dans cet établissement.

Dans la petite ville de La Teste, les causes d'insalubrité pour être d'un autre genre, ne durent pas moins avoir leur part d'influence dans le développement de l'épidémie cholérique. Je les crois assez importantes pour ne pas être passées sous silence.

Et d'abord, le défaut de pentes convenablement calculées et l'absence d'un pavage régulier transforment, pour ainsi dire, même en été, les rues de La Teste en autant de bourbiers ou cloaques permanents, d'où s'exhalent les miasmes les plus nuisibles à la santé publique.

Mais là n'est pas, cependant, la principale source des émanations putrides qui font de La Teste une localité toujours fièvreuse et malsaine, et qui, en 1849, contribuèrent puissamment à donner à l'épidémie cholérique des proportions qu'elle n'aurait probablement pas eue dans d'autres conditions hygiéniques.

On découvre cette source d'émanations malsaines en se dirigeant vers les bords du bassin d'Arcachon, où depuis quelques années s'élève une ville neuve. — A l'abri par sa

position, des miasmes paludéens, elle est à peu près
exempte des fièvres intermittentes qui désolent le reste de
la contrée, et le fut tout-à-fait en 1849 (chose remarqua-
ble) des atteintes de l'épidémie cholérique qui sévissait autour d'elle, bien qu'une population de plus de 2,000 âmes
y fût réunie pour la saison des bains de mer.

Voici, Messieurs, d'où vient la différence qui existe, au
point de vue hygiénique, entre cette nouvelle ville et La
Teste d'autrefois.

L'une, située sur les bords de la mer, est dominée en ar-
rière par la forêt d'Arcachon, l'autre construite dans un
bas-fond, est bornée de divers côtés par ce que l'on appelle les *près salés*. C'est une grande étendue de terrains
que la mer baignait de temps en temps dans les plus hautes
marées, et qui, depuis la construction des établissements
de bains et des maisons adjacentes, a été partagée en deux
portions inégales par une large voie macadamisée. Celle
qui est au Nord de la route est encore inondée à chaque
marée montante; mais celle qui est placée au Sud-Ouest,
n'étant plus lavée même dans les plus fortes marées par
l'eau de la mer, est transformée en un marais immense,
où l'eau croupit verdâtre et fangeuse, et d'où s'exhalent,
surtout le matin et le soir, les émanations les plus fétides
et les plus délétères.

Organe d'une Commission composée de MM. Burguet,
Caussade, Petit-Lafitte, et dont j'avais également l'honneur de faire partie, je lus au Conseil d'hygiène, dans la
séance du 14 Septembre 1849, un rapport dans lequel nous
demandions avec instance le dessèchement de cette vaste
plaine marécageuse.

Profitons de cette nouvelle occasion, pour revenir encore
aujourd'hui sur cette demande, dans l'intérêt de l'hygiène
et de la santé publique; car si en 1849 ce fut la cause pro-

bable du choléra dans cette contrée, c'est aussi la source
certaine des fièvres intermittentes, insidieuses et typhoïdes
qui affligent presque chaque année La Teste et ses environs.

II.

MODE DE PROPAGATION.

Bien que je ne veuille pas quitter mon rôle d'historien
pour me livrer à des recherches sur un point de science
aussi ardu que le mode de propagation du choléra, je crois
indispensable, Messieurs, qu'avant d'aborder la question,
nous soyons tous parfaitement fixés sur ce qu'on entend
généralement par ces trois mots : *infection*, *contagion*, *épidémie*.

L'infection, c'est la production de maladies de formes diverses par des agents inconnus dans leur essence, auxquels
l'air seul peut servir de véhicule et qu'on appelle *miasmes
morbifiques* : le typhus, la fièvre paludéenne, etc., etc.

La contagion, c'est la transmission d'un individu à un
autre par le contact direct, c'est-à-dire le toucher ou l'i-
noculation, d'un agent également inconnu dans sa nature
intime que l'on appelle *virus*, et qui donne lieu à des maladies de forme et de nature constamment identiques : la
variole, la syphilis, la morve, etc., etc.

Enfin *l'épidémie* est, pour ainsi dire, la traduction de ces
deux modes de productions morbides, car cette désignation
s'applique également à toute affection soit *infectieuse*, soit
contagieuse, qui se développe simultanément sur un grand
nombre d'individus.

Si tout le monde s'entendait parfaitement sur ces dési-

gnations, le classement du choléra dans l'une ou l'autre de
ces catégories, deviendrait peut-être assez facile ; mais ce
qui complique singulièrement la question, c'est que certains contagionistes admettent que ce n'est pas seulement
aux maladies *infectieuses* ou *miasmatiques* que l'air sert de
véhicule, mais que la transmission du virus, c'est à dire la
contagion, peut également se faire par son intermédiaire.

« *Les causes virulentes ou contagieuses* (me disait, en Octo-
« bre 1849, notre très-regrettable confrère de La Teste,
« M. le docteur Hameau), *nous apparaissent sous trois for-*
« *mes bien distinctes ; savoir : sous la forme d'insectes (l'aca-*
« *rus de la gale) ; sous la forme de liquides (la matière de la*
« *petite vérole) ; et sous la forme aérienne. L'esprit seul aper-*
« *çoit cette dernière manière d'être des virus, dont les émana-*
« *tions de la petite-vérole nous fournissent une preuve incontes-*
« *table, puisqu'elles peuvent produire une maladie en tout*
« *semblable à celle qui serait occasionnée par ce liquide même.*
« *Il peut donc y avoir dans l'air des atomes virulents, tout*
« *comme il y a des atomes miasmatiques. Voilà des faits,*
« *ajoutait-il, avec cette bonne foi scientifique qui le caractéri-*
« *sait, aussi certains que les plus grandes vérités mathémati-*
« *ques. Eh bien ! qu'on s'en serve pour comprendre toutes les*
« *maladies voyageuses, car elles ne se reproduisent que par des*
« *atomes virulents qai se répandent dans l'atmosphère.* »

Cette erreur, si toutefois c'en est une, (et pour ma part
e ne saurais en douter), vient de ce que le virus variolique
que seul, comme le fait très-judicieusement observer
M. le docteur Roche, se communiquant à la manière des
virus et à la manière des miasmes tout à la fois, on se croit
en droit par cette analogie, de confondre les virus avec les
miasmes, au point de vue de leur mode de transmission.
La cause qui produit la variole est évidemment un virus,
puisqu'elle est inoculable; pour qu'elle se répande dans

l'air et qu'elle se communique par son intermédiaire, on doit nécessairement penser qu'elle se volatilise, car il n'y a pas d'autre explication possible du fait ; mais c'est-il une raison pour admettre que tous les virus possèdent une propriété analogue ; et la syphilis, la morve, la rage, ne sont-elles pas là pour démontrer de la manière la plus péremptoire qu'il n'en est pas ainsi?

Où a-t-on trouvé, je le demande, le virus inoculable du choléra, pour qu'on admette que par sa volatilisation à l'infini dans l'athmosphère, il puisse être absorbé à la manière des miasmes, et constituer avec celui de la variole un mode de propagation mixte qui tiendrait à la fois de la *contagion* et de l'*infection*?

Dans le département de la Gironde, les épidémies cholériques de 1832 et de 1849 ont donné lieu à quelques faits en apparence contradictoires, dont les uns seraient favorables à la *contagion ;* d'autres, au contraire, s'expliqueraient mieux par une cause *miasmatique* ou *infectieuse*.

Citons-en quelques-uns :

Un employé des bateaux à vapeur du haut de la rivière est pris, à Bordeaux, des premiers symptômes du choléra. Il se fait transporter à Saint-Macaire, où il meurt quelques heures après ; et immédiatement, plusieurs cas de choléra s'observent dans cette petite ville.

Une jeune femme de Saint-Savin est atteinte du choléra. Son frère en est informé ; il quitte la commune qu'il habite, éloignée de Saint-Savin de vingt à vingt-cinq kilomètres ; il donne quelques soins à sa sœur, qu'il trouve agonisante, et meurt lui-même frappé de la même affection, dans les vingt-quatre heures qui suivent son arrivée.

À Bordeaux, pendant la première période de l'épidémie, le quartier Saint-Eulalie est complètement épargné jusqu'à la fin du mois de Juillet. A cette époque, un cas de choléra se déclare dans la rue Sauteyron, et de la même maison on voit sortir huit morts dans le court espace d'une semaine.

Une dame qui jouit de la plus parfaite santé, se rend aux Chartrons pour y visiter sa sœur, qu'elle trouve dans la période asphyxique. Revenue chez elle, rue Porte-Dijeaux, où on ne connait encore aucun cas de choléra ; elle est prise de vomissements, de crampes, de déjections caractéristiques, et succombe après soixante-douze heures d'horribles souffrances.

On pourrait faire remarquer en outre, en faveur de la contagion, que les pensions, les communautés religieuses, le collège, les séminaires, la plupart des hospices, la Prison départementale, le Dépôt de Mendicité, ainsi que les personnes qui, par leur position, se trouvaient pour ainsi dire séquestrées du reste de la population, ont été en 1839, presque complètement épargnés.

Toutefois, si pour prouver la *contagion* on en appelait à l'autorité de ces divers faits, elle serait immédiatement infirmée par d'autres faits non moins significatifs et bien plus nombreux.

Ainsi la garnison de Bordeaux, dont l'effectif était alors de 2,300 hommes, ne compte que 19 cas de choléra. Cependant, les soldats étaient exposés aux atteintes de l'épidémie comme le reste de la population, avec laquelle ils avaient de fréquentes relations. Les médecins militaires ont constaté, d'ailleurs, qu'il n'y avait eu de malades que parmi ceux qui avaient éprouvé des fatigues exagérées, qui s'étaient livrés à de fréquents excès, ou qui, ayant chaud après les manœuvres, avaient eu l'imprudence d'étancher leur soif avec de l'eau froide.

Comme les élèves du Collége, des pensions, des séminai-

res, des couvents, et comme les détenus de la Prison départementale, les soldats sont astreints à un régime ali-
mentaire très-régulier : N'est-ce pas à cette cause, bien
plus qu'à l'isolement ou à la séquestration, que doit être
attribuée l'immunité des uns et des autres ?

Il est constant, d'autre part, que les personnes qui ont
le plus fréquenté les cholériques, qui ont vécu dans l'atmosphère de leurs émanations, les médecins, les internes
des hôpitaux, et celui de l'Asile des Aliénées en particulier, les sœurs de charité, les infirmiers, les gardes-mala-
des, sont précisément celles sur lesquelles le choléra a
prélevé le plus mince tribut (1).

Chaque exemple de *contagion* ou d'*infection* a donc son
exemple contradictoire. — Mais ces contradictions ne sont
peut-être pas aussi absolues qu'on le pense, et pour ma
part, je ne mets pas en doute que par l'analyse conscien-
cieuse et désintéressée de ces divers faits, on n'arrivât à
leur explication judicieuse, en les rattachant tous à un
même mode d'origine et de propagation.

Je laisse à d'autres cette analyse, qui demande plus d'é-
léments que nous n'en possédons, et plus de temps que je
ne peux en consacrer à ce travail, en même temps qu'une
force de raison analytique, et une puissance d'interpré-
tation qui n'appartiennent qu'aux esprits les plus émi-
nents.

---

(1) Note du Rapporteur. — J'ai passé cinq jours et cinq nuits auprès
de ma mère, que j'ai eu le bonheur de guérir d'une attaque de choléra
des plus violentes, lui donnant moi-même tous les soins qu'exigeait son
état désespéré, et je n'ai pas éprouvé le moindre dérangement.

III.

SYMPTOMATOLOGIE.

L'épidémie cholérique de 1849, dans le département de la Gironde, n'a pas été parfaitement identique à celle de 1832, dont elle a paru se distinguer par quelques nuances symptomatiques que nous apprécierons plus tard. Mais elles ont présenté, l'une et l'autre, un groupe commun de phénomènes , que pour la facilité de l'étude , nous diviserons en trois périodes bien distinctes :

Première période — *d'invasion,*

Deuxième période — *algide,*

Troisième période — *de réaction.*

1.° *Période d'invasion* — Le début des attaques n'est pas constamment le même : tantôt elles se manifestent après plusieurs heures ou plusieurs jours de prostration, de lassitude et d'anxiété ; tantôt elles sont consécutives à une cholérine qui dure depuis un temps plus ou moins long et s'accompagne de flatuosités , d'embarras gastrique , de sécheresse de la langue ; mais, le plus souvent , l'invasion a lieu d'une manière subite, au milieu du jour ou pendant le sommeil. Dans ce cas, on est pris instantanément de coliques violentes, de vomissements, de diarrhée, de fourmillements dans les muscles des mollets ou de crampes très-douloureuses. Les tranchées qui reviennent à de

courts intervalles, se manifestent alternativement du côté
de l'épigastre ou vers le bas-ventre, donnant lieu, après
chaque nouvelle crise, à des évacuations d'abondance et
d'aspect variés. C'est ainsi que, dans certains cas, les
selles sont jaunâtres et fétides, tandis que dans d'autres
elles sont primitivement oryzées et presque complètement
inodores. Mais quelle que soit leur nature, on les voit constamment suivies d'une sorte de défaillance qui va quelquefois jusqu'à la syncope, et d'une tendance irrésistible
au sommeil, que ne tardent pas à venir interrompre de violentes contractions des muscles abdominaux, prélude certain d'évacuations nouvelles.

Langue pâle, mais encore chaude, — soif vive, — pouls
filiforme, — voix affaiblie, — commencement de froid
aux extrémités, — traits altérés, — abattement moral
profond : — tels sont les symptômes qui viennent compléter le tableau de cette première période.

Dans les cas les plus heureux, soit qu'un traitement
énergique ait immédiatement enrayé la maladie, soit que
le malade n'eût été que légèrement frappé, ou pour parler
un langage plus scientifique, soit qu'il n'eût absorbé
qu'une faible dose du *miasme cholérique*, ces premiers
symptômes s'amendent graduellement, et tout reste dans
les proportions d'une simple cholérine dont la guérison ne
se fait pas longtemps attendre. Mais, dans la plupart des
cas, les choses ne se passent pas ainsi : cette période dite
d'*invasion*, ne dure que quelques heures et déjà les malades
sont livrés aux affreuses conséquences de l'*algidité* et de la
cyanose.

2.º *Période algide.* — Arrivés à cette période, les cholériques ne conservent un peu de chaleur que sur le ventre
et sur la poitrine. — Les pieds, les mains, la face, sont lit-
téralement glacés. Une sueur froide et visqueuse inonde

les membres, les tempes, le front, le cou, souvent même la partie supérieure du thorax. Une teinte bleuâtre, la *cyanose*, plus ou moins foncée, selon les circonstances, les individus, et selon le degré de la maladie, se manifeste sur toute la surface du corps, mais se fait plus particulièrement remarquer aux pieds et aux mains, dont la peau, privée de son élasticité, se fronce et se plisse à la manière de celle des noyés. Le nez s'effile, les yeux s'enfoncent dans l'orbite, les muscles de l'abdomen se rétractent à un tel point qu'on les dirait collés à la colonne vertébrale; enfin, la maigreur fait de si rapides progrès qu'en quelques heures les malades sont méconnaissables. Tel est l'aspect extérieur.

Langue sèche et froide, — soif ardente que rien ne peut étancher, — sentiment de brûlure dans les entrailles, — persistance des vomissements et des selles oryzées, — suppression complète de la sécrétion urinaire, — crampes violentes avec rétraction des doigts des pieds et des mains, — contractions spasmodiques des muscles des avant-bras et des mollets, — pouls insensible, — voix cassée, — décomposition complète des traits : — voilà le complément de cette seconde période; mais ce qui contribue surtout à donner à l'ensemble de cette scène un aspect lugubre, c'est que l'intelligence conserve la plus parfaite intégrité, et que les cholériques assistent, les uns avec résignation, les autres avec désespoir, à une agonie dont ils entrevoient et quelquefois désirent la fin prochaine !

Cette période est tantôt très-courte, tantôt assez longue, mais sa durée moyenne est de six à huit heures après lesquelles il peut survenir deux choses : ou la période de *réaction* que nous allons examiner tout à l'heure, ou ce qu'on appelle généralement la période *asphyxique* dont je ne crois pas devoir faire une catégorie à part, ne la considé-

rant que comme le terme nécessairement fatal de celle
que je viens de décrire. (1)

C'est qu'en effet, Messieurs, il arrive un certain degré
de la période algide où, par suite de l'altération du sang
d'une part, et de la contraction spasmodique des muscles
thoraciques et laryngiens de l'autre, les phénomènes phy-
siologiques de l'acte respiratoire cessent de pouvoir s'ac-
complir. Alors, les yeux s'éteignent, l'ouïe s'affaiblit, la
cyanose, dont l'apparition est quelquefois tardive, fait de
rapides progrès; les cholériques ne peuvent plus avaler la
moindre goutte de liquide; ils n'articulent plus que quelques sons qu'on entend à peine; ils s'agitent en tous sens,
font signe qu'on leur donne de l'air, se redressent violem-
ment sur leur lit, et promènent autour d'eux un regard
égaré comme pour chercher sur la figure des assistants
une dernière espérance qui leur échappe; quelques-uns
même conservent assez d'intelligence et de calme pour
réclamer, dans ce moment suprême, les secours de la re-
ligion et pour dire un dernier adieu à leurs parents ou à
leurs amis; puis l'angoisse précordiale augmente, la res-
piration devient stertoreuse, le cœur cesse de battre et les
malades expirent dans les convulsions de l'*asphyxie*.

3.° *Période de réaction.* — Au lieu de ce triste et déchi-
rant spectacle, on a quelquefois le bonheur de constater

---

(1) Dans quelques cas très-rares, et particulièrement chez les jeunes
sujets, on a vu la maladie débuter de suite, pour ainsi dire, par la *période
asphyxique*. — Alors, il n'y avait ni crampes, ni vomissements, ni diar-
rhées (*choléra sec*).— La prostration était subite et profonde; — Le pouls
devenait insensible; — Le refroidissement et la cyanose survenaient
presque instantanément, et dans quatre ou cinq heures au plus, les malades mouraient asphyxiés.

une série de phénomènes qui sont comme l'indice d'un retour à la vie, c'est ce qu'on appelle la *réaction*.

La circulation peu à peu se ranime, le pouls commence à se faire sentir, la face s'injecte, les extrémités se réchauffent, la langue reprend graduellement sa température normale, la soif s'appaise, les vomissements et la diarrhée se calment ou tout au moins changent de couleur, les crampes disparaissent, et une transpiration plus ou moins abondante s'établit sur toute la surface du corps. Mais ici trois éventualités se présentent :

La réaction peut ne pas être franche, elle peut se maintenir dans de justes bornes, ou dépasser les limites qu'elle est obligée d'atteindre pour être complète.

Dans le premier cas, cette transpiration, qu'on a considérée comme un symptôme favorable, devient froide et visqueuse; les phénomènes alarmants de la période algide reprennent le dessus, et les malades succombent à *l'asphyxie*, qui, alors, ne se fait pas longtemps attendre.

Dans le second cas, la transpiration se maintient chaude et bienfaisante; si les vomissements et les selles apparaissent encore de loin en loin, ils n'ont plus cette abondance et cette teinte oryzée qui est un des principaux symptômes de l'affection cholérique; le pouls devient plein, quelquefois dur, et même fébrile au point de nécessiter une émission sanguine; enfin, on constate, en dernier lieu, le retour des urines, comme signe à peu près infaillible d'un prochain retour à la santé.

Dans le troisième cas, les choses se passent absolument de la même manière, avec cette différence, cependant, que la réaction dépassant les limites qui lui sont nécessaires, la fièvre s'allume, le cerveau se congestionne, le délire survient; et ce n'est plus le choléra qu'on doit redouter,

mais, chez les jeunes sujets, l'arachnitis, et chez les adultes, la gastro-entérite ou la fièvre typhoïde avec son cor-
tège ordinaire de phénomènes ataxiques et pernicieux,
auxquels il est bien rare que les malades résistent, épui-
sés qu'ils sont déjà par la violence des accidents cholériques primitifs.

Ajoutons à cela que le profond ébranlement imprimé à
toute l'économie par une affection aussi terrible que le
choléra, ne se dissipe pas avec le dernier symptôme mor-
bide; que la convalescence, toujours très-longue, est un
temps d'écueil, pendant lequel le moindre écart peut en-
traîner les plus graves conséquences, et nous aurons tracé,
je crois, un tableau symptomatologique assez fidèle des
deux épidémies cholériques observées dans le département
de la Gironde.

Quelques mots encore, pour tâcher de faire ressortir les
différences sémeiotiques qu'elles ont présentées :

En 1832, les selles et les vomissements bilieux se mon-
traient rarement; — en 1849, au contraire, ils ont marqué
très-fréquemment le début de la maladie, et ont même
persisté quelquefois pendant toute sa durée.

En 1832, les vomissements riziformes étaient doulou-
reux, fréquents, opiniâtres, et s'opéraient comme par fu-
sées; — en 1849, ils n'ont pas eu le même caractère, car,
dans certains cas, on les a vus ne se reproduire qu'à de
longs intervalles, et disparaître bientôt pour ne plus revenir

En 1832, la cyanose et l'amaigrissement étaient extrê-
mement prononcés chez la plupart des cholériques; — en
1849, il était assez rare que les malades fussent complète-
tement bleus, même dans les cas suivis de mort, et l'a-
maigrissement n'était guère sensible qu'à la face.

En 1832 enfin, la mort survenait presque constamment

dans la période *algide* ; — en 1849, c'était surtout pendant la
réaction, qui se suspendait tout-à-coup pour faire place
à l'asphyxie, ou qui, dépassant les bornes d'une réaction
salutaire, était suivie de phlegmasies viscérales, ou d'accidents typhoïdiques et pernicieux.

Mais il n'est pas possible, qu'une maladie quelconque,
même la plus vulgaire et la mieux connue, se montre
toujours absolument la même, et il n'est pas nécessaire,
pour qu'on la reconnaisse, qu'elle soit constamment identique dans toutes ses manifestations. — Nous ne partageons
donc pas l'avis de certains médecins, qui considèrent ces
quelques nuances différentielles, comme une modification
profonde dans la nature intime de l'affection cholérique,
et sans être plus exigeant à l'égard de cette maladie qu'à
l'égard de toutes les autres, nous nous contentons pour
son DIAGNOSTIC, des phénomènes essentiels et principaux
qui la caractérisent.

IV.

ANATOMIE PATHOLOGIQUE.

Je ne crois pas qu'aucune nécropsie ait été faite en ville,
et les notes qui m'ont été transmises des divers points du
département où le choléra s'est montré, ne donnent aucun
détail sur l'anatomie pathologique de cette affection ; c'est
donc seulement à l'hôpital Saint-André que quelques recherches ont été faites. Voici ce qu'elles ont généralement
présenté de plus saillant.

Habitude extérieure. — Amaigrissement notable de tout le

corps, mais plus particulièrement de la face. Coloration bleuâtre des téguments qui avoisinent les yeux, les lèvres, les ongles, et de ceux qui recouvrent les avant-bras, les pieds et les mains. Froncement et flétrissure de la peau des extrémités supérieures et inférieures. Rigidité musculaire considérable. Rétraction des doigts des pieds et des mains.

Cerveau.— Arachnoïde et pie-mère fortement injectées. Quelquefois un peu d'infiltration sous-arachnoïdienne; engorgement par un sang noirâtre des vaisseaux qui rampent à la surface du cerveau. Substance cérébrale très-injectée et offrant un piqueté rouge assez prononcé. A chaque section, il s'en écoule un peu de liquide sanguinolent. Point de fluide dans les ventricules. Rien de particulier dans le cervelet, le mésocéphale et le bulbe rachidien. Sinus de la dure-mère distendus par un sang noirâtre.

Thorax. — Engorgement considérable des poumons. Teinte très-foncée et ramollissement du tissu pulmonaire. Coloration rougeâtre très-prononcée de la muqueuse bronchique.

Volume normal du cœur; — teinte violacée de sa membrane interne; — dilatation de ses cavités droites par un sang noir, poisseux, et pris en caillots peu consistants.

Abdomen. — Légère arborisation de la muqueuse gastrique; — injection assez évidente de la muqueuse intestinale, vers la fin de l'iléon.

Engorgement du foie et de la rate par un sang épais et noirâtre.

Teinte très-foncée des reins, dont le tissu est exempt d'altération.

Rétraction de la vessie, qui ne contient jamais une seule goutte d'urine.

V.

TRAITEMENT.

Le *vrai choléra*, le *choléra asiatique*, est-il incurable ? Cette opinion est tellement accréditée, même dans le monde médical, que l'on ne peut annoncer la guérison d'un cholérique sans qu'on vous réponde immédiatement : « *Ce n'était pas sans doute le choléra véritable.* »

C'est là, Messieurs, une erreur qu'il est de notre devoir de combattre, dans le double intérêt de la science et de l'humanité.

Il est probable qu'en France, ce cruel fléau, quelque terrible qu'il nous apparaisse, l'est beaucoup moins que sur les lieux où il prend naissance, et que le caractère moins pernicieux de la maladie est pour quelque chose dans la réussite de nos médications ; mais comme nous ne pouvons apprécier la nature du choléra que par rapport à ce qui se passe chez nous, n'hésitons pas à déclarer que, malgré toute la gravité de cette affreuse maladie, telle qu'elle s'est montrée dans la Gironde pendant les deux épidémies de 1832 et de 1849, malgré son invasion si souvent foudroyante, malgré sa marche rapide, c'est certainement être resté au-dessous de la vérité, que d'estimer les guérisons obtenues à la moitié des malades atteints.

Ne nous décourageons donc pas, Messieurs, et puisque nous sommes assez heureux pour compter des succès,

recherchons quelles sont les méthodes de traitement qu'on
a mises en usage pour les obtenir.

Il a consisté, ici comme partout, dans de sages conseils
que vous avez adressés aux populations et que chaque médecin répétait à ses malades.

1.º Éviter les excès de tout genre, surtout l'intempérance
et l'abus des boissons alcooliques ;

2.º Ne rien changer à son régime habituel, à moins qu'il
ne soit malsain ou trop excitant ;

3.º Se priver d'aliments indigestes ; ne manger que des
fruits très-mûrs et en petite quantité ;

4.º S'abstenir de boissons trop abondantes et surtout
glacées ;

5.º Se prémunir avec grand soin contre l'humidité et
contre les changements brusques de température ; faire
usage, dans ce but, de gilets et de ceintures de flanelle ;

6.º Enfin, dès l'apparition du moindre dérangement,
cesser ses travaux ou ses affaires et se mettre au régime le
plus doux possible.

TRAITEMENT CURATIF.

Première période (cholérine). — Diète, eau de riz, bains
tièdes, cataplasmes laudanisés sur l'abdomen, lavements
amidonnés et laudanisés, potions calmantes, sinapismes
aux extrémités ; frictions sur les membres avec un liniment
opiacé.

Le tartre stibié à dose vomitive et plus particulièrement
l'ipéca ainsi que les purgatifs salins, ont été employés avec

succès chez quelques malades ; — On leur a quelquefois
préféré les astringents, surtout pour les personnes lympha-
tiques.

A certains sujets, très-pléthoriques, on a pratiqué une
saignée du bras ; cependant les émissions sanguines locales, à l'épigastre ou à l'anus, ont paru généralement plus
efficaces.

Mais, de tous les médicaments employés dans cette période, l'opium, que quelques médecins ont porté à des
doses assez élevées. (10, 15 et 20 centigrammes), est
celui qui a produit les plus heureux résultats, surtout
quand il a été sagement administré.

Deuxième période (période algide). — Séjour au lit,
diète absolue, infusions de tilleul, de menthe, de camomille ou autres boissons aromatiques chaudes, auxquelles
certains praticiens ont préféré les limonades froides ou
glacées et même la glace en nature.

Frictions vigoureuses et persévérantes sur les membres
et le long de la colonne vertébrale, soit avec une brosse,
soit à l'aide d'une flanelle imbibée par les uns d'eau-
de-vie camphrée, par les autres, d'une huile camphrée
et opiacée, par d'autres enfin, d'un liniment légèrement
ammoniacal. Le chloroforme lui-même et l'éther ont été
essayés dans les cas de crampes rebelles.

Quelques-uns, au début de cette période, prétendent
s'être bien trouvés d'une application de sangsues au creux
de l'estomac, et même de la saignée du bras ou du pied
quand ils ont pu la pratiquer ; d'autres lui préféraient la
glace en application constante sur l'épigastre ; ceux-ci
mettaient des ventouses scarifiées sur le trajet de la moëlle
épinière ; ceux-là de longues bandes de vésicatoire anglais
le long des gouttières vertébrales ; et tous cherchaient à ramener la chaleur, soit par des bouches de vapeur, soit par

des boules d'eau bouillante ou des briques chaudes dont ils
entouraient les malades. (1)

Dans le but de favoriser la réaction on a successivement
administré le café pur, le punch au thé, et le bi-carbonate
de soude, auxquels les médecins chimistes attribuent la
propriété de fluidifier le sang.

Contre les deux symptômes prédominants de cette période, les vomissements et les selles, plusieurs de nos confrères prétendent s'être bien trouvés de l'ipéca et du sulfate de soude, auxquels quelques-uns ont préféré le calomel
à dose purgative. Le docteur Hameau, de La Teste, toujours poursuivi par la pensée de la contagion, a beaucoup
vanté l'administration, à très-hautes doses, de sulfure noir
de mercure. Il assure que ce médicament lui a rendu les
plus grands services et qu'il lui doit un très-grand nombre
de guérisons

Mais de tous les remèdes mis en usage, celui qui
paraît avoir eu la vogue la plus grande, si ce n'est la

---

(1) NOTE DU RAPPORTEUR. — Ces moyens de *calorification artificielle* me
semblent beaucoup moins propres à ramener la chaleur, qu'à l'entretenir
quand elle commence à reparaître. Les *frictions,* selon moi, doivent
leur être préférées, parce qu'en activant la circulation ralentie, elles ont
seules le pouvoir de favoriser la *réaction* Mais, pour qu'elles deviennent
efficaces, il faut qu'elles soient faites sur les quatre membres à la fois,
et à l'abri de couvertures suffisantes, avec énergie, continuité et surtout
persévérance.

On n'arrive à ce résultat qu'à la condition de les faire exécuter sous
ses yeux, car elles ne tardent pas à devenir une telle torture, que les
assistants, sur les instances du patient, s'empresseraient de l'en déli-
vrer, tant par compassion que par lassitude, si le médecin n'était là
pour opposer à ses supplications, cette *volonté ferme* que donnent l'ex-
périence, *la foi thérapeutique,* et le désir d'arracher un malade à une
mort prochaine.

5

plus méritée, c'est le sulfate de quinine, employé seul, ou associé à l'extrait de quinquina, et à des doses très-modérées d'opium, lorsque les symptômes nerveux l'ont exigé. (1)

Comme nous l'avons dit plus haut, Messieurs, le terme de la période algide, c'est l'*asphyxie* ou la *réaction*. Contre l'*asphyxie* on a successivement employé le vésicatoire épigastrique, à l'aide de l'eau bouillante ; les sinapismes les plus énergiques sur les extrémités et sur la poitrine ; mais ces moyens ont été toujours inutiles, et nous ne connaissons pas un seul cas de guérison obtenue quand les premiers signes de l'*asphyxie* se sont déjà manifestés. Pour ce

---

1) NOTE DU RAPPORTEUR. — Voici comment je formulais cette potion, que je faisais prendre de demi-heure en demi-heure, et quelquefois de quart-d'heure en quart-d'heure, selon la succession plus ou moins rapide des accidents :

Sulfate de quinine...... ...., ... 1 gramme.
Extrait de quinquina... .... 10 —
Extrait d'opium.. .... 10 centigrammes.
Sirop et eau de tilleul....... ,......... Q. S.
M. S. A. pour une potion de 140 grammes.

C'est par ce moyen, par le bi-carbonate de soude, à très-hautes doses, dans une infusion chaude de camomille, et surtout par des frictions, faites, comme je l'indiquais dans la note précédente, le long de la colonne vertébrale et sur les membres, avec un liniment ammoniacal camphré, que sur quinze cholériques, dont douze ont subi toutes les phases de la période *algide*, même la suppression des urines et la cyanose, j'ai eu le bonheur d'en sauver treize.

Pour dire à cet égard toute ma pensée, je dois ajouter que j'attribue moins ce succès au traitement que je viens d'indiquer, malgré toute la confiance qu'il m'inspire, qu'à la résolution que j'avais prise, de le faire exécuter, autant que possible, sous mes yeux, et de ne quitter les malades qu'après avoir constaté le commencement d'une réaction bien franche.

qui est de la *réaction*, on a été plus heureux, car il ne s'a-
gissait que de la favoriser et de la maintenir dans de justes
limites.

Voyons à l'aide de quels moyens on y est arrivé :

Troisième période ou de *réaction.* — Au début, conti-
nuation des boissons chaudes, des stimulants et des exci-
tants, dans la crainte du retour de l'algidité. — Anti-spas-
modiques divers et sous-nitrate de bismuth en particulier, lorsque les vomissements ont encore reparu : application de sangsues à l'anus ou aux apophyses mastoï-
des, contre la congestion cérébrale qu'occasionne quelque
fois la réaction; telle a été la conduite assez généralement
observée. Les médecins qui employaient le sulfate de quinine pendant la période algide, l'ont continué, mais à des
doses plus faibles quand la réaction est venue. Ce médi-
dicament a surtout rendu de grands services dans les cas
très-nombreux où sont survenus des accidents typhoïdes
et pernicieux dont nous n'indiquerons pas plus le traitement ultérieur, que nous n'en avons suivi la marche ou
étudié la symptomatologie, car ce serait sortir de notre sujet et fatiguer inutilement votre attention.

Convalescence. — La convalescence est cet état intermédiaire entre la maladie et la santé, qui commence dès l'instant qu'on voit disparaître les symptômes morbides caractéristiques, et finit à l'époque où l'exercice libre et régulier
des principales fonctions se trouve pleinement rétabli.

Elle est toujours d'autant plus longue, d'autant plus
fragile, qu'elle succède à une affection plus grave ; aussi
celle des cholériques exige-t-elle à la fois des précautions
minutieuses et des soins assidus. Ne pas la diriger d'une
manière convenable, ce serait ajouter à la somme déjà trop
grande des victimes de l'épidémie, celle d'une foule de malades que peuvent sauver des soins bien entendus.

Convaincus de cette vérité, nos confrères du département-
ment ont généralement soumis leurs malades au régime
le plus sévère et à la surveillance la plus active.

L'infusion de quinquina pure ou coupée avec le lait; les
frictions sur les membres avec une flanelle imbibée de
teinture de quinquina, leur sont fréquemment venues en
aide pour hâter les progrès de la convalescence; mais c'est
principalement l'alimentation qui a dû devenir l'objet de
toute leur sollicitude, tant pour la rendre suffisamment
substantielle et tonique, que pour empêcher des excès,
d'autant plus fréquents, que l'appétit des convalescents
cholériques s'élève presque immédiatement du premier
degré jusqu'à la voracité.

Toutefois il devenait bientôt nécessaire de se relâcher,
à cet égard, de la rigueur primitive, car la privation trop
prolongée d'aliments plongeait les uns dans une adynamie
fâcheuse, et surexcitait le système nerveux des autres, au
point de ramener quelquefois la fièvre et le délire.

Tel est, l'ensemble des traitements qui ont été mis en
usage dans les deux épidémies cholériques de 1832 et de
1849.

S'il nous est impossible ici, Messieurs, de nous livrer,
comme dans les cliniques des grands hôpitaux, à l'appréciation comparative de médications et de méthodes, qui
n'ont certainement pas toutes été puissantes et efficaces au
même degré, empressons-nous de reconnaître, à l'honneur
du corps médical, comme à celui de la population entière
de la Gironde, que la proportion assez considérable des
succès obtenus dans la pratique civile, n'est pas due seulement à l'action salutaire d'une saine *thérapeutique,* mais
encore au dévouement des médecins et au zèle de ceux
qui, n'écoutant que les inspirations du cœur, n'ont jamais
hésité à porter secours à un parent ou à un ami.

Résumé général.

Ce rapport sur l'épidémie cholérique de 1849 dans le département de la Gironde peut se résumer dans les propositions suivantes :

1.º Le choléra, dans la Gironde, a duré depuis le 15 Juin 1849 jusqu'au 10 Décembre de la même année.

2.º L'épidémie doit être divisée en deux périodes bien distinctes : la première de trois mois et demi ; la seconde, de quarante jours.

3.º Vingt localités ont été visitées par le fléau.—La ville de Bordeaux, où il a pris naissance, et le canton de La Teste, où il est venu s'éteindre, ont été les plus maltraités.

4.º Le chiffre total de la mortalité est de NEUF CENT SOIXANTE-TREIZE décès cholériques, ce qui suppose, d'après des calculs approximatifs, que le chiffre général des cas de choléra pour tout le département de la Gironde, s'élève certainement à plus de DEUX MILLE.

5.º Une *dyssenterie* qu'on pourrait appeler *cholérique*, à cause des phénomènes spéciaux qu'elle a présentés, sévissait sur presque tout le département, en même temps que le choléra, faisant plus de victimes que lui, mais dans une autre classe de la société.

6.º Les circonstances *météorologiques* et surtout *géologiques* ont paru sans action sur le développement de l'épidémie cholérique ;

7.º Les *excès de tout genre* ont été les plus nombreuses et les plus puissantes de toutes les *causes individuelles.*

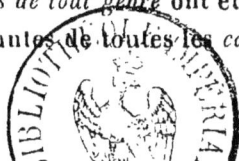

8.º Les conditions malsaines de certaines contrées ont exercé une telle influence sur la production de l'épidémie, ou tout au moins sur l'accroissement de son intensité, que ses ravages ont toujours été en raison directe de l'insalubrité de ces contrées.

9.º La *contagion* du choléra ne nous a été démontrée par aucun fait bien authentique. Tout porte à croire, au contraire, qu'il se transmet à la manière des miasmes, par voie d'*infection*.

10.º Les épidémies de 1832 et de 1849, à part quelques nuances différentielles, n'ont rien présenté qui fût de nature à éclairer la *symptomatologie* ni l'*anatomie pathologique* du choléra.

11.º L'apparition des premiers phénomènes *asphyxiques* a toujours été un signe de mort prochaine.

12.º L'opium, pour la première période, le SULFATE DE QUININE, pour la seconde, les FRICTIONS énergiques et persévérantes, pour l'une comme pour l'autre, ont paru jouir d'une incontestable efficacité ; mais les principales conditions de succès d'un traitement quelconque, ont toujours été la *promptitude d'application* et surtout l'*opportunité*.

Signé D.ʳ CH. LEVIEUX,

Secrétaire du Conseil,
Rapporteur de la Commission.

Adopté en séance du Conseil, le 29 Octobre 1852.

Le Vice-Président,
Signé D.ʳ SOULÉ.

www.ingramcontent.com/pod-product-compliance
Lightning Source LLC
Chambersburg PA
CBHW071246200326
41521CB00009B/1656